Beautiful Life

Beautiful Life

# 代謝型態
# 減重全書

## 針對個人體質，百分百0復胖的代謝減重奇蹟！

亞洲首支代謝型態專業團隊

袁毓瑩、王淳、劉大敭、張益堯 —— 著

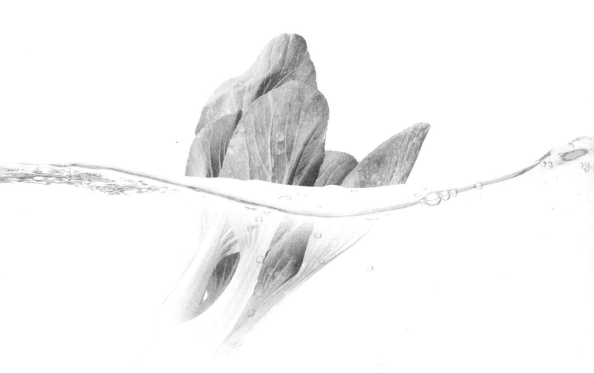

# 推薦序一
# 代謝型態的實務減重法

　　「減重」幾乎是一個人人可朗朗上口的詞句。根據調查，一個人的一生至少有一次減重的經驗，有人靠飲食控制，有人靠運動減重，也有人窮其一生經歷，時時刻刻都在減重，但體重仍然如直升機般一直高升。

　　到底是什麼原因讓「減重」這個詞句，讓人們又愛又恨。減二、三公斤時心情之愉悅比中獎還要高興；但沒想到，二個月後復胖五公斤，從此人生又成為灰暗的。周而復始幾乎都在減重的漩渦中徘徊及掙扎，但卻無法好好的控制體重。

　　經常有人說一家人吃同樣的食物，有人身材苗條，卻有人日漸發福，因此肥胖的原因真是人人不同。然而減重的方法亦各有千秋，沒有一個人會因同樣原因發胖，也沒有一個人可用同樣方法減掉相同體重。也因此體重的管理應是特異化且個人化的流程。

　　《代謝型態減重全書》突破了一般減重書籍僅關注於營養學與飲食的缺憾，全方位採納符合個人體質的代謝型態飲食調整，運動習慣的建立，也從動機行為的改變技巧切入，把減重這個龐然沉重的目標，拆解成簡單愉快的小事。

　　作者團隊沒有刻意把重點著重在「節食」和「減少食物卡路里」上，反而更強調「均衡且正確的飲食」在減重上的意義。

　　此外，本書獨特地帶入許多心理行為的技巧，破除減重者常在「知道」與「做到」間徘徊游移的困境。更提出了在減重成功後，如何預防復胖發生的

方法，實屬難得。作者團隊把如此全面性而又豐富的內容，用最輕鬆淺白又有趣的編排呈現出來，閱讀時勢必讓讀者興味盎然，躍躍欲試。

欣聞 Belle 及 Tony 等人將其近來臨床個案經驗與心得整理成書，以「代謝型態」（Metabolic Type）學說為基礎論證的實務減重法，期望對體重管理有所助益。

吾等皆為老友，其在飲食營養及體能運動上有十餘年經驗。非常高興爾等將其臨床經驗及代謝型態理論綜整成一本實用減重手冊，《代謝型態減重全書》的確極具巧思，讓讀者在行為動機的促進及轉變上，更為順暢易行，帶領大家走過灰暗的減重過程，邁向愉悅的纖體成果，故樂為之序。也希望大家能一同分享快樂的減重成果經驗。

署立雙和醫院社區醫學部主任・美國哈佛大學公共衛生學系博士

# 推薦序二
# 真正科學化的飲食方式

　　我在一九九六年就注意到代謝型態飲食法，此派的宗師是威廉‧凱利牙醫師，我跟他也書信往來了幾次。他的飲食法過人之處是解決了歷來生理上的一些盲點。更勝的是，他把自己的胰臟癌給治好了！比起其他的癌症種類，胰臟癌是非常難治的疾病。

　　他說自己所以得胰臟癌是，執業時經常吃垃圾食物過活，但是，我會多加上他職業上的毒素暴露。據我所知，牙醫師是經常暴露在重金屬、粉塵、溶劑、感染源的陰影下。單單透過了飲食的改變，他就多活了三十五年以上，相信很多人一定有興趣多了解此飲食法來恢復健康，更不用說用在減肥上只是牛刀小試。

　　歷來食療法碰上的盲點有哪些呢？但是，所有有治病效果的食療法都會碰上治療無效的案例，可是沒有治療師解決此困境。凱利醫師與他的嫡傳弟子威廉‧沃爾科特很了不起的解決了此歷史懸案。

　　他們發現自律神經的交感與副交感神經對食療的結果會有兩極的影響，簡單的說，一種吃法對交感神經主宰的人會有改善，卻會讓副交感神經主宰的人病情惡化。同時，他們也注意到喬治‧瓦森醫生發現細胞代謝的快慢也會對食療結果有兩極化的結果。

　　可是細胞代謝與自律神經是兩個初看兜不上邊的系統，經過一些嘗試，他們發現這兩個系統是並存的，而且透過問卷與一些簡易測試，人的代謝型態就可以被確切認定，然後適合個別型態的飲食內容就可以被確定。

　　這是一種非常科學化的飲食方法，但是又非正統營養生化與生理學認定的治療方法。更何況絕大多數的人不知道，適合你的食物或健康補品可能是另一個人的毒藥，但是我們就一直遊說別人說，「這是好東西！我吃了很好！趕快吃！趕快吃！對你也會有好處！」可是，你卻是在幫倒忙。

　　很高興現今袁毓瑩們要出版本書，造福華人減肥，調整回正常的新陳代謝，作者四人都去美國受過訓，知道如何去辨識一個人的代謝型態，進而告訴他適合的飲食內容。加上心理與運動鍛鍊，可以讓體重調整的更好。在此勉勵他們四位的努力，也祝福讀者開卷有益。

　　最後，我要送給大家的禮物是：進一步去檢測你自己的急慢性食物過敏原（如奶、蛋、麵粉……）與去除口腔的毒物（如銀粉或汞齊、鎳鉻合金、鈀金、病灶）。身心要健康就要把自己的食物過敏原剔除掉，它們會一直造成發炎與過敏反應，消耗免疫系統。此外，在《代謝型態飲食全書》第二九〇頁，沃爾科特提到牙齒被放了有毒牙材後，自己的代謝受很大的影響，而且這些毒素都是細胞內粒腺體的抑制物，會影響到細胞代謝的快慢。

　　此外，吃健康補品也會加速補足缺失的營養素，營養素充足才能燃燒掉脂肪與排毒，運動也會加速新陳代謝與淋巴排毒。

　　所以要減肥、身心要健康，口腔衛生要管理好，包括做到食物要忌口，也要做好食補、水補、動補、行善，這些也是我回台多年一直推廣的養生與治病的方針。華人飲食西式化以後，出現了很多糖尿病與代謝症候群的問題，不外是吃錯與生活型態脫離自然了！

毒理學博士‧健康養生書籍作家

陳立川

# 推薦序三
## 做自己健康的主人

眾所周知，肥胖問題日益嚴重，近二十年來世界各國肥胖人口快速攀升，肥胖已被公認為最嚴重的健康問題之一，同時也是造成心血管疾病和第二型糖尿病等代謝疾病的主要危險因子。

行醫多年來，深感減重其實不難，一旦下定決心，認真執行減重計畫，常常都能獲得一定的成效；但維持良好的減重成果相對不容易，臨床上觀察減重後的復胖率高達八十％，體重反反覆覆像溜溜球一樣，令人苦不堪言，最終仍淪為「肥胖」的波臣。

本書作者群與我是多年好友，邀請我為即將出版的《代謝型態減重全書》一書寫序，心中十分欣喜，因為這個團隊不僅在營養、心理和運動領域擁有超過十年的保健照護經驗，看到他們多年努力投入健康管理行列，並作為終生的志業，心中亦十分感動。

每位作者的專業表現皆非常優異，並將所學以「取之社會、用於社會」的方式，具體的實踐出來，特別是團隊有志一同，皆克服萬難向美國代謝型態認證機構取得合格認證，共同將「吃對食物、做對運動、過對生活」回歸「重視個體」的體質檢測技術運用在減重與認識個人代謝型態，並以出版書籍的方式加惠讀者，這是一份勇氣與用心的表現，著實令人欽佩。

《代謝型態減重全書》是本很有創意的減重書，也是我多年期望看到的一本減重書。每個章節提供一個不同但和減重具體相關的知識理論，從營養到心理和運動一應俱全，很實際也很受用。

　　每章節的「心理師小叮嚀」對減重目標的達成和維持有非常重要的支持和激勵作用，而特別經過和章節主題相呼應的「練習本」設計，則非常的有巧思，讓減重的朋友彷彿感受到有一個減重專業團隊隨時在身旁協助，又如學生時代的回家功課聯絡簿，看到這個練習本就可以感受到家人和老師的支持與鼓勵，如果你善用這本書的方法和這個練習本，一定可以健康的瘦下來。

　　「減重」是個需要個人與家庭、社會共同努力的議題。減重者需要有正確的減重觀念與知識，同時更需要尋求專業且經驗豐富的減重團隊協助，輔以家庭或者職場的支持系統，才能順利達成並且維持下去。

　　以一個從事肥胖防治的醫師，看到這本書的內容一再地傳達「做自己健康的主人」，並且支持這個理念提出了八個理論和方法，很符合打造一個減重者需要的支持系統的精神，對於日益嚴重的肥胖問題，無非是注入一股最好的防治力量。每個人都應該閱讀這本難得一見的好書。

署立雙和醫院復健醫學部主任

劉燦宏

# 前言
## Foreword

## 減重要靠誰？

「減重要靠誰？」當然要靠自己，你心裡是這麼想的吧！難不成找人割除自己身上的贅肉？當然不行，任何人（包括你自己）都不能隨意傷害自己的身體。

那麼，「減重該找醫師，還是營養師呢？」有人會選擇請醫師開減肥藥，認為這樣比較安全，也比較有效果；也有人會尋求減重營養師，學習換算食物熱量。

然而，多數人總在吃一段時間的減肥藥，或是換算一段時間的熱量後，在「副作用」和「怕麻煩」的包圍下，選擇放棄。再過一陣子，不小心又看到自己的小肚腩，才驚覺自己又該減肥了。不同的是，這回換個聽說更有效的減肥藥，要不就來個最新風行於同事間的減肥食譜或代餐，結果發現怎麼愈來愈難減、愈減愈肥……。

親愛的朋友，我們的身體誰最了解？你把和你相處數十年的身體，交給醫師或營養師來「幫你減重」，是因為你認為他們比較專業，一輩子都在替人治病、調理營養，所以比你還了解你的身體。但真的是這樣嗎？

誰會比你更了解自己的身體呢？醫師和營養師當然有其專業，即使知道每個人各自擁有獨特代謝體質，但在現今忙碌醫療體制下，許多複雜的健康問題仍常被簡化成一套「人人適用」的治療方法。

我們早已習慣將自己生病或肥胖問題，交給一位「陌生人」或「陌生方法」來處理，並期待這個人或方法能立刻幫你找到原因、迅速治療、馬上見效，如果沒效就再換一個……這種情形是不是常常發生在你和你的親朋好友身上呢？

你知道這是為什麼嗎？因為市面上所有探討減重的書籍都習慣將焦點放在某種減重食品，或是闡述某種神奇又新潮的減重方法，並沒有真正以「個人」為主角。

減重，是一場自我內心的拔河，一種自我人性的挑戰，是一個不斷處在飢餓與美食、苗條與好吃之間的過程。然而，現今減重方法多在探討哪些食物或食譜對減重的功能，以及教你如何卡卡計較，這些專注在食物和減重方法的技巧，並沒有讓人們知道如何吃對適合自己的食物，以及用對真正適合自己的方法，但這些才是成功減重的關鍵。

如果有一個減重方法真正以「個人」為主角，幫助你了解自己身體獨特的代謝密碼、找到適合自己的正確食物，從打造身體健康基礎出發，不再跟著流行、用錯方法。如果有一個減重方法是貼近真實生活的減重計畫，幫助你真正擁有自我體重管理的能力，讓你能愉悅輕鬆地維持窈窕身材，你願不願意學習和擁有它呢？

即便因為某些狀況，你仍需求助醫師或營養師，但你不會全然依賴他們，因為你已清楚了解自己的體質特性，所以會更清楚地知道如何和他們一起幫助自己早日康復，擁有自我身心健康管理的能力。不用懷疑，減重真的可以靠自己！

# 導讀
## Introduction

## 這就是你要的減重方法！

親愛的朋友，減重需要力氣減嗎？是的，減重是需要力氣的！ 看看我們的日常生活，做不完的工作、家事和生活上的諸多繁雜事再再都讓體力透支，時常連好好吃頓營養均衡、細嚼慢嚥的一餐都是奢求，更別說做運動了。生活往往是既無心又無力，心情亦常處於煩悶。

事實上，「減重」是一種壓力，更是一項需要有足夠體力與長期作戰心情去面對的挑戰，沒有人願意一直處在這種狀態。因此，只要把全身細胞的代謝都調整好，讓細胞可以正常運轉，身體自然就擁有力氣減重！

可惜，多數人執行減重計畫時常忘了這個道理，只想要有快速達到減重效果的方法，或是找尋減重的「仙丹妙藥」（最好可以馬上吃、馬上瘦），而且還要讓自己可以繼續享受美食……我想，這點肯定連天上神仙也都想擁有吧！

古羅馬諺語，「別人的食物可能是你的毒藥」一語道破肥胖的真正原因。肥胖真的是因為愛吃嗎？肥胖的人真的非要少吃、節食不可嗎？減重真有那麼困難、需要如此痛苦嗎？

我們愈來愈清楚造成肥胖的主要原因，是因為吃到不適合自己的飲食，讓細胞處在飢餓和不滿足的狀態所致。就像汽車需要「汽油」、電鍋需要「電力」一樣，全身六十兆的細胞需要來自「對的食物」所提供的營養作為燃

料，才能運作正常和發揮最大效益。

只要細胞代謝正常，身體各個組織器官便能得到良好營養與能量，讓生理系統正常運作，身心獲得健康與幸福，身體自然不會經常處在飢餓或不滿足中，體重當然就不會過重。

當你把注意力集中在打造健康身體時，「體重減少」就會變成這個過程中的一項驚喜獎勵，毫不費力。比起花費時間、金錢去吃那些對身體代謝沒有幫助的減重藥物或食品，「吃對適合自己的食物」不但容易，而且省錢多了！

每天給你全身六十兆細胞對的食物和營養，就是對身體的一種尊重。每天安排時間做做體操，直至全身微微出汗，也是對身體的一種尊重。

每個人的先天代謝體質都是那麼地獨特，一定要找到適合自己的食物、知道自己該吃什麼，而不是一味地吃著流行食譜或代餐，更不是隨意服用藥物或餓肚子，因為這些都不會瘦，只會使你的身體更累、更虛弱。那麼，什麼才是有效的減重方法呢？

只要找到你細胞需要的食物，讓細胞代謝得更有效率、更好，你就會自然而然地健康瘦下來。因為你不但可以精神充沛地忙碌，還可以同時享有具有品質的生活，如此一來你也會有多餘的力氣減肥。不相信，請試試看！

# 如何使用本書
## User's Guide

　　這本書是屬於你的減重書，也是為了打造健康體質、建造優質減重生活所寫的書。

　　本書提供經過臨床實證的八招減重方法。每個章節裡都包含一個告訴你「為什麼」的知識導讀、一個簡單的思考演練，一個融入生活的實用體驗，以及心理師的小叮嚀，而你所要做的，僅是「仔細閱讀，並開始執行行動計畫」。這些行動計畫非常簡單，而且能輕易成為你的生活習慣。但我們還是要提醒，只有真正去「做」，效果才能快速顯現。

　　只要你遵循書中任何一個方法貫徹執行，就能獲得理想體重。不管是隨機或是循環運用，如果你能照著這八招方法確實執行，就能讓你擁有持續減重的能力、享受輕鬆瘦身的快樂，讓減重成為一件好玩又輕鬆的事。

　　你已經迫不及待踏上自我改變的偉大旅程了嗎？我們可以向你保證，只要你依照本書計畫，確實掌握數個關鍵方法，那麼恢復苗條且結實的身材很可能只是你這趟旅程中的小小收穫之一，因為當你掌握了身體健康運作的關鍵，也會連帶察覺到其他身心上明顯的轉變。比方說，在情緒、精神和體力上的提升，以及各種慢性病的指數大幅下降，讓你彷彿年輕了好幾歲。

　　這讓你心動嗎？等等，我們還沒那麼快出發，一切都還要等你準備好，我們可不想看你一路上摔得鼻青臉腫。因此，你需要先了解每個章節的進行方式，以及你需要遵循的行動原則。

接下來的八章，你將會按照一套依據代謝型態理論、營養學、心理行為改變學、運動學所精心設計的減重程式來進行你的變身計畫。這一套減重程式，將會帶你跳出計較卡路里、痛苦運動、和意志力拔河對抗，以及反覆胖瘦的惡性循環中，你會進入一個嶄新階段，明顯感受到減重歷程也可以是輕鬆愜意，不再是一場耐性與人性的試煉。

**標準閱讀程序**

建議你，可以按照順序閱讀本書，如此一來，你將會確實理解「什麼是代謝型態」以及「什麼是適合自己體質的減重方式」。

當你閱讀完後，可以根據自己的需求再來重複翻閱相關或有興趣的章節招式，並在每天生活中，落實書中的行動方法，反覆思考。睡前則可翻閱「心理師的小叮嚀」，從心理情緒行為的角度，讓自己重新充電，用活力面對這場健康與身材的旅程。

此外，我們也針對「個人需求」，提出以下簡單方便的閱讀程序：

一、如果你發現自己發胖，正在尋找一個安全、有效又不痛苦的減重方法，請閱讀「第一章」，並立即開始執行。

二、如果你對反覆減重已經感到疲倦、失望，請帶著一顆簡單相信，和驚喜發現地球上還有這樣一個神奇歡樂的減重方法的心情，直接閱讀「第二章」。

三、如果你喜歡挑戰減重效果，不惜讓自己肥了又減、減了又肥，請認真閱讀「第一章到第四章」。

四、如果你堅信運動可以減肥，卻又從來不上健身房，請直接閱讀「第五章」。

五、如果你走靈性路線，喜歡潛能激發，請先閱讀各章末節的「心理師的小叮嚀」。

六、如果你渴望有支持你減重的力量，請先閱讀「第六章」及「第七章」。

　　最後，我們提醒你，一旦你翻開本書的任何一章並決定開始閱讀時，請先準備好以下三件事情：

一、把閱讀前的照片整理好，因為你隨時都可能展開減肥行動。而未來，你將會想要回顧現在的樣子。
二、確定自己有執行每章行動計畫的決心，這些方法都相當簡單，不用擔心做不到。
三、準備讓自己脫胎換骨。

　　「落實行動」才能真正產生力量。準備好了嗎？我們要開始囉！　現在就享受這個不一樣的減重法，祝你減重旅途愉快！

# 目次
Contents

# 1 減重的奧祕——
## 用對方法、減對體重

### 心理師的小叮嚀

# 2 怎麼吃都會瘦——
## 認識代謝型態減重的奧祕

# 3 不飢餓的減重妙方──
# 龐德飲食

# 4 打破減重的瓶頸──
# 聰明選擇保健食品

# 5 讓脂肪輕鬆燃燒 ——
## 做對自己的代謝型態運動

# 6 打敗減重最大的敵人 ——
## 自己

# 7 打造易瘦體質的妙方——
# 排毒

# 8 為未來的健康和身材導航——
# 如何執行與維持

**隨書附贈　代謝型態減重全書練習本**

行為的改變其實就是每天一點一滴的行動所累積而成！所以，在閱讀《代謝型態減重全書》的同時，請務必搭配練習本進行演練。只要你確實完成各章節的練習，就可以將書裡的方法及觀念運用得淋漓盡致、發揮其最大效果。

# 1 減重的奧祕——
## 用對方法、減對體重

減重絕非只是少吃多動這麼簡單。
本章將教你兩個簡單、有效祕訣，設定合理減重目標與行動計畫，
瞬間關掉脂肪製造的生理過程。

## 做好心態準備

一般來說，減重者可分為兩種類型，一是積極詢問減重方法，待計畫擬定完成，又以各種藉口推託的人；二是展現無比決心、可以忍受各種艱苦方式減重，或許開始的第一個月體重可明顯下降，但不用多久，減去的體重又會重新回到身上的人。

以上二者有兩項共通特質，一是「尚未做好準備」，二是「不具備減重的能力及方法」。唯有同時具備兩項條件，才能代表你真正開始改變。

因此，本書所要傳達的，並非任何有趣新奇的減重方法，而是要教你正視自己身體的需求及渴望，並徹底展開行動，唯有如此才是你真正轉變的開始。

建議你配合《代謝型態減重全書練習本》【1-1 自我檢測：你準備好了嗎？】的練習，讓自己確實做好準備。

現在，請你靜下心來仔細思索下列問題，並在同意遵守的項目旁打勾。

□ 只要有方法，我願意付出心力來改變自己。

□ 我能想像一個讓自己對減重充滿熱忱與動力的景象。

□ 縱使了解一旦開始執行減重會讓生活感到些許不便，我也願意忍受。

□ 我知道如果我的飲食及生活如同往常一樣，是不可能發生改變的。

□ 減重過程中勢必遭遇許多挑戰和困難，就算短暫失敗我還是願意繼續下去。

□ 我願意在未來幾週，丟棄自己的懷疑與成見，全心執行並相信本書，以換得健康窈窕的人生。

打勾數目的多寡，代表你心態上的準備程度。愈多，代表你愈有可能成功；愈少（少於三項），代表你可能還在猶豫，或是受到過去辛苦減重經驗的影響。而本書目的，正是要帶你走出過去瘦不下來，或者容易復胖的痛苦。

或許你會懷疑，只要做到書中說的「吃對食物、吃好食物」，真的就能瘦下來嗎？

當然可以！誰說「減重」就只能咬牙苦忍，「對自己承諾」也是減重過程中相當重要的一環。只要你願意下定決心，不管任何方法或計畫，對你來說絕對是易如反掌。更何況，以「代謝型態」方式減重，不僅不需要挨餓，也不會復胖，這對嘗試過各種減肥方法卻不見成效的人來說，絕對是最好的選擇。

　　每個人的健康狀況會受到過去飲食、行為及生活習慣的影響；同樣地，未來的健康狀況也會受到現在飲食、行為及生活習慣的影響。如果你在上述六個問題中的答案都是肯定的，那麼我們誠心邀請你一同進入本書的神奇減重世界。但如果你還存有些許猶疑或不確定，也請你給自己時間做好準備。千萬不可抱著姑且一試的心態，因為這是絕對不會成功的。

　　後面章節中，我們會將這套最完整、有效的代謝減重原理及方法呈現在你眼前。不過在開始之前，你必須先正確設定「合理減重目標」。


## 什麼是「合理減重目標」？

　　很多人習慣將「自己最瘦體重」設定為減重目標，一心只想要回到那個最瘦的自己，哪怕需要再減個十公斤、二十公斤，甚至更多。

　　設定「合理減重目標」可以讓你以持續、有效率的方式減重。但首先，必須先了解身體組成定義及其相互關係。

　　所謂「身體組成定義」有幾項參考準則：「身體質量指數」（Body Mass Index，BMI）、「體脂率」（Body Fat，BF）及「腰圍」。

　　透過「身體質量指數」（BMI），可以了解體重的控制狀況；透過「體脂率」（BF），可以了解身體脂肪的囤積狀況；透過「腰圍」，可以評估罹患心血管疾病的危險程度。

　　如果你的身體質量指數、體脂率和腰圍都處於理想狀態，那麼進一步了解身體組成的相互關係，更可以幫助你維持在理想狀態。

　　關於上述參考準則又該如何得知呢？我們將計算方式整理如下：

❶ 身體質量指數（BMI）＝體重 ÷（公尺身高）$^2$。

❷ 體脂率（BF）的判定標準

|  | 30 歲以下 | 30 歲以上 |
|---|---|---|
| 男性 | 14% ～ 17% | 17% ～ 23% |
| 女性 | 17% ～ 24% | 20% ～ 27% |

❸ 體脂量（公斤）＝現在體重 × 體脂率

❹ 標準體重（公斤）＝ 22 ×（公尺身高）$^2$。

❺ 標準體脂量（公斤）＝標準體重 × 標準體脂率。

　　有關「腰圍」及「身體質量指數」（BMI）標準，請參行政院衛生署「成人肥胖定義表」。

| 成人肥胖定義 | 身體質量指數（BMI） | 腰圍（公分） |
|---|---|---|
| 體重過輕 | BMI < 18.5 | |
| 健康體位 | 18.5 ≦ BMI < 24 | |
| 體位異常 | 過重：24 ≦ BMI < 27<br>輕度肥胖：27 ≦ BMI < 30<br>中度肥胖：30 ≦ BMI < 35<br>重度肥胖：BMI ≧ 35 | 男性 ≧ 90 公分<br>女性 ≧ 80 公分 |

　　接下來，我們就以一位三十五歲，身高一‧六公尺、體重六十公斤、體脂率為三十％的女性為例，試著了解她的身體組成定義吧！

❶「身體質量指數」（BMI）的計算方式為「公斤體重除以公尺身高的平方」，因此她的 BMI 約為二十三‧四。

❷ 因該女性現年三十五歲、體脂率為三十％，所以體脂量為十八公斤。

❸ 該名女性的「標準體重」應為二十二乘以身高平方，即五十六‧三公斤。

❹ 該名女性的「標準體脂量」為標準體重乘以三十歲以上女性體脂率上限

二十七％，即十五・二公斤。

所以，需要減少的體重為三・七公斤；需要減少的體脂量為二・八公斤。

接下來，就請依以下表格為自己設定一個合理的階段性目標，並將結果記錄在《代謝型態減重全書練習本》【1-2 思考練習：設定合理減重目標】中。

**體重・體脂・腰圍減少設定表**

| | ❶ 現在數值 | ❷ 標準數值 | ❸ 需要減少<br>❸ = ❶ － ❷ | ❹ 階段目標<br>（可參考弧內數值自訂） |
|---|---|---|---|---|
| 身體質量指數<br>（BMI） | | | | |
| 體重（公斤） | | | | （每週 0.5 ～ 1 公斤） |
| 體脂率（％） | | | | （每週 0.5 ～ 1％） |
| 體脂量（公斤） | | | | （每週 0.5 公斤） |
| 腰圍（公分） | | | | （每週 1 公分） |

## 關掉「體內脂肪製造機」

透過「體重・體脂・腰圍減少設定表」，你是否發現，當「需要減少」欄位對照左側「體重（公斤）」和「體脂量（公斤）」兩項時，需要減去的體脂量高於體重呢？若是如此，這代表你的身體脂肪含量頗高，需要用對減重方法來阻止脂肪的生成與囤積，關掉「體內脂肪製造機」。

所謂「體內脂肪製造機」就是「胰島素」。過多的糖分使胰島素不斷將其轉變為脂肪，甚至演變為「胰島素抗性」（Insulin Resistance），這與肥胖的形成絕對息息相關，特別是腹部肥胖的人，更需要了解「胰島素抗性」的發生原因及防範方法。

在開始說明「胰島素抗性」前,我們必須先了解什麼是「代謝症候群」(Metabolic Syndrome)。根據國際糖尿病聯盟(International Diabetes Federation,IDF)對「代謝症候群」的定義,「腹部肥胖」是必要條件,而造成的原因就是「胰島素抗性」。

相信你一定有抽血體檢的經驗,每次總要抽個二至三管血液作為檢查採樣(一管血液約三至五 c.c.)。經由檢查,有些人才赫然發現血中膽固醇、血糖、尿酸、三酸甘油酯等數值出現異常紅字警訊。

試想,在一管僅五 c.c. 血液中,膽固醇、血糖、尿酸、三酸甘油酯等數值都已明顯偏高,若再放大到全身來看,一個人平均身上存有五○○○ c.c. 血液,是否就像整個人泡在糖水或油中呢?

因血液中留有太多不良物質,加重心臟負擔,長期下來,血管也會承受莫大壓力,終將導致血壓異常,血糖、血脂無法順利代謝的狀況。這時,你可能會出現如下表問題:

**台灣代謝症候群新版本 2006-10**　　　　　診斷標準:五個危險因子個數大於等於三個

| 危險因子 | 定義範圍 |
|---|---|
| 腹部肥胖(腰圍)/男 | ≧ 90 公分(CM) |
| 腹部肥胖(腰圍)/女 | ≧ 80 公分(CM) |
| 高三酸甘油酯 | ≧ 150 毫克 / 分升(mg / dL) |
| 高密度脂蛋白膽固醇/男 | < 40 毫克 / 分升(mg / dL) |
| 高密度脂蛋白膽固醇/女 | < 50 毫克 / 分升(mg / dL) |
| 高血壓 | ≧ 130 / ≧ 85 毫米汞柱(mmHg) |
| 高空腹血糖 | ≧ 100 毫克 / 分升(mg / dL) |

資料來源:國民健康局 2006

一、腹部肥胖判斷標準：男性腰圍 ≧ 90 公分、女性腰圍 ≧ 80 公分。

二、高血壓判斷標準：超過 130 / 85 毫米汞柱（mmHg），或正接受高血壓治療。

三、高血糖判斷標準：空腹血糖值 ≧ 100 毫克 / 分升（mg / dL）。

四、高血脂判斷標準：三酸甘油酯 ≧ 150 毫克 / 分升（mg / dL）。

五、高密度脂蛋白膽固醇（HDL-C）判斷標準：男 ＜ 40 毫克 / 分升（mg / dL）；女 ＜ 50 毫克 / 分升（mg / dL）。

　　小心，上述五項若你具備三項，代表已是「代謝症候群」的成員了。儘管尚未出現「三高症」（高血壓、糖尿病、高血脂），但也意謂著你將成為三高症的候選人，千萬不可輕忽怠慢。

　　「上班族」是全世界最大的族群。據研究顯示，有近半數上班族群皆屬代謝症候群患者，可見「代謝症候群」對健康的威脅，世界皆然。

　　那麼，「代謝症候群」又是如何形成？所有專家學者一致認為，代謝症候群起因於「胰島素抗性」的發生。由於現代人「吃多動少」的生活型態，加上喜歡用「吃」抒發壓力，尤其是含「糖」飲食，更會刺激胰島素分泌，讓產生過多的能量及脂肪無法被正常代謝及消耗。

　　下列，我們藉由圖示說明，你將更能了解「胰島素抗性」的發生過程。

## 圖說胰島素抗性

　　在說明「胰島素抗性」的發生過程前，我們先解釋相關圖示代表的意義：

• 白色 —— 代表白色米飯、白色麵包、甜食、含糖飲料等。

• 紅色 —— 代表血糖。

• 藍色 —— 代表胰島素。

- 灰色 —— 代表細胞。
- 黃色 —— 代表脂肪。

- 紅色長條 —— 代表動脈血管。
- 藍色長條 —— 代表靜脈血管。

**流程 1**

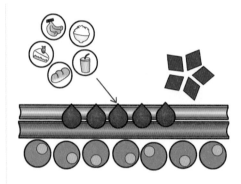

▲ 若攝取大量白色精製類澱粉食物，會產生大量血糖；相對地，也會需要分泌大量胰島素來調節血糖。

**流程 2**

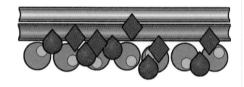

▲ 白色精製澱粉食物會在體內轉變成「血糖」，而「胰島素」正是人體唯一能將血糖帶入細胞，使血糖值下降的荷爾蒙。

**流程 3**

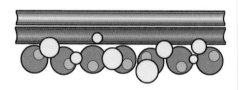

▲ 若攝取過量甜食及精製澱粉類食物，當胰島素將血糖帶入細胞，多餘能量就會轉變成脂肪儲存在細胞，長期下來慢慢形成肥胖。

**流程 4**

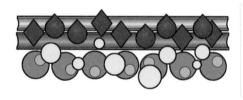

▲ 當肥胖漸漸發生，代謝開始變差，細胞膜上的胰島素接受器慢慢減少，就會產生「胰島素抗性」，造成攝取甜食及精製澱粉類食物後，血管充斥著無法進入細胞的血糖、少量胰島素。當胰島素無法順利將血糖帶入細胞，這時身體必須分泌更多胰島素來處理血糖，也會讓你感覺想吃甜食或感到飢餓，肥胖因而造成，加重血管負擔。

流程 5

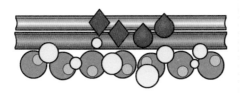

流程 6

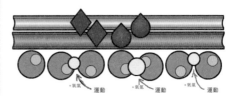

▲ 面對這種情況，建議你務必減少含糖食物的攝取，尤其不要單獨吃澱粉類食物，可搭配蔬菜或魚類蛋白質，也可從堅果類中攝取天然好油，而這正是本書所要傳達的宗旨「吃對你的代謝型態飲食比例」。一旦減少攝取白色精製食物，血糖就會降低，胰島素也可避免被不當分泌。

▲ 若再搭配適當運動，燃燒脂肪，不但能減輕血管負擔，還能免於心血管疾病或三高症（高血糖、高血脂、高血壓）的威脅。

## 第一招　晚上六點後不吃水果和甜食

想要關掉「體內脂肪製造機」，一個很有效的方法就是晚上六點之後不吃水果和甜食。根據過去經驗，肥胖者在確實執行過後，最佳的狀況往往一週就能減去二至三公斤。而三酸甘油酯、膽固醇值偏高的患者，最快也能在四週內，讓三酸甘油酯恢復到正常值。

但為什麼「晚上六點之後不吃水果和甜食」就能減少體重、改善異常生理數值呢？我們可以從以下三個面向探討：

### 一、水果，早上是金、中午是銀、晚上是銅

由於現代生活忙碌，許多上班族往往要到晚上七點之後（甚至更晚）才能下班，等到回到家中，又已接近就寢時間。這時，很多人會選擇以水果或甜

食來作為一餐，特別是水果。近年來，因國人對「養生保健觀念」的重視而賦予水果多種健康形象，雖然好吃、取得方便，但也容易不小心就吃過量。

如果你能再次回顧前文「圖說胰島素抗性」，就可明白人類正常血糖代謝是在攝取含糖食物後的兩小時，血中糖分經消化吸收後會進入細胞。換句話說，此時你所吃下的水果或甜食，所含糖分會在兩小時後完全進入細胞。

如果這些食物是在白天攝取，糖分進入細胞後，可以轉變成供給你一日所需的能量。也因為如此，西方諺語對早上吃水果的形容，就好比吃進「黃金」般，讓你整天都能因為攝取水果中的能量及營養而活力充沛。

但若等到晚間才開始攝取水果，水果中的高糖分會進入你的細胞陪你一起就寢，此時水果的價值反而會貶低成「銅鐵」。沒有消耗完的能量，容易變成脂肪囤積。長期下來，腹部就容易多出一圈惱人脂肪。

除了身材走樣會讓人沮喪外，更重要的是，生理代謝也會開始產生不平衡的問題。試想，脂肪日積月累囤積在體內五臟六腑，勢必會影響這些重要器官的運作，最終導致代謝失調。

### 二、胰島素，下午四點至六點分泌旺盛

從時間生理學來看，由於早期先人習慣早睡，所以需要攝取食物來防止因漫長睡眠時間導致血糖降低。因此，人體胰島素分泌最旺盛的時間是在下午四點到六點，而這也能說明為什麼人體需要下午茶的供應，而晚餐則需要減量再減量了。

如果在晚上六點之後吃含糖或高澱粉類食物，尤其是吃過量，會強迫胰臟超時工作以分泌胰島素來降低血糖，而這就如同我們長期超時工作，你認為會發生什麼事情呢？

### 三、中醫陰陽寒熱平衡論

中醫是門合乎邏輯、順應自然的養生醫學。我們從中醫角度對食物屬性的詮釋發現，雖然中醫不談食物含有何種維他命、礦物質等西方營養學論調，卻將食物與人體及順應自然的平衡關係，闡述得相當有理，有一種與天地自然景象呼應的哲學，非常優美。

只要透過細微觀察，我們就能發現中醫哲學無所不在的平衡關係。比方說，水果屬性多半偏涼、冷，是屬「陰」的食物。因為有些品種在開花結果期間，會被包覆避免日曬，有些品種則種植在地上吸收濕冷地氣，故屬「陰」。

傍晚時分，太陽下山後，大地由「陽轉為陰」，此時不宜攝取過多冷涼食物，應以熱食及溫暖屬性的食物為主，以作為人體處在大自然中的平衡之用。因此，從中醫角度來看，晚上六點之後並不適合吃水果。

透過前面內文，我們已經了解「胰島素抗性」的發生原理，現在的你是否更有能力落實晚間不吃水果、甜食的原則呢？接下來，請將未來一週執行狀況記錄在《代謝型態減重全書練習本》【1-3 生活落實：關掉體內脂肪製造機】中，只要一個禮拜，一定可以明顯感受行為改變所能帶來的威力！

# 心理師的小叮嚀

## 將所有失敗視為回饋與學習，是為造就成功未來的準備

減重不只是飲食及生活型態的調整，更重要是，你必須找到更多可以讓你保持樂趣與動力的方法。有了這些方法，減重就不再是件苦差事，你也不需要在頭上綁頭巾，也不需要每天愁眉苦臉，因為當你將許多樂趣與創意點綴在「吃對食物、用對方法」的減重計畫時，未來絕對會是一個愉悅開心的日子。你會感覺在執行計畫時，是在跟食物共舞，而非和體脂肪進行辛苦角力。

為了協助大家達成這個目標，請跟著以下叮嚀，確實做到下列事項：

### 一、不要自責

無論結果如何都請不要自責，所有的失敗都是一種回饋與學習，有了這些失敗經驗，必定可以造就成功的未來。

許多減重的人常會哭訴，「我已經努力好幾天，有一餐沒一餐的吃，甚至還爬樓梯上班，可是我真的餓到受不了！」於是又開始大吃大喝；可是，另一方面心裡又覺得，「我覺得自己好糟糕，我好討厭自己，我是個沒有意志力又無法自我負責的人！」

你是否驚訝，明明減重是個健康計畫，為什麼可以讓人把自我價值及對自我的觀感搞得如此低落？減重失敗其實透露出一個訊息，那就是「你用錯了方法！」而且，造成這種自責與自我厭惡的根源，通常就是因為「節食」所引起。

## 二、不要節食

或許會有讀者疑惑,「少吃多動不是減重的基本嗎?不節食怎麼可能瘦得下來呢?」那麼讓我反問你,「如果節食就可以讓你永遠保持完美體態,你又何必辛苦追求各種減重方法呢?」

美國著名心理學教授馬丁·塞利格曼(Martin E·P·Selig-man)在試過十種以上減重方式及回顧數百篇研究報告後,得出幾項重要結論,但首先提出,「節食不但沒有用,還會讓體重問題更加嚴重,甚至引發厭食症或暴食症」。

那麼,不節食難道就可以大吃嗎?當然不是!只要你徹底執行本書各章節的招式及方法,就會發現,原來減肥不用節食,也不用計較卡路里,只要吃對自己的營養比例,並且傾聽身體所反應出來的語言及聲音,就能順利成功減重。

## 三、提高自己的減重動機

如果只是一直嚷嚷著要減肥,卻沒有做好目標、時間及原則規劃的話,通常失敗機率是很高的!

所以,請做一件事,只要把這件事情做到,減重成功的機率就可大幅提升,那就是「把電腦桌面換成可以提醒你減重後變得更美好的照片」。比方說,換成你心目中理想身材的對象照片,或是陽光普照、海風吹拂的海邊。甚至,你也可以換上肥胖者的照片,以示警惕。

不要猶豫了,現在,就請立即展開減重行動吧!

# 2 怎麼吃都會瘦——認識代謝型態減重的奧祕

適合他人減重的食譜未必適合你，
「食物」和「營養」會因人產生不同影響。
本章將帶領你認識代謝型態的減重奧祕、深入了解吃對食物的重要，
並且吃對自己的代謝型態比例，徹底阻斷肥胖的困擾。

## 擺脫過去「人人適用」的減重模式

　　每個人都是獨一無二的個體，必須藉由「食物」再透過「身體代謝」轉換成「營養」，成為支持生命的動力。身體各處無一是憑空變造出來，必須透過食物營養，才能有助生長。

　　只要「吃對食物」，就能為健康帶來強大生命力及自我療癒能力；相反地，吃錯食物會扼殺身體需求，致使各種疾病纏身。

　　值得注意的是，每個人對食物營養的需求，又會視個人「基因」與「體質」而異，不同體質需要不同的食物。

　　從現在起，「請拋開過去一些人人適用的過時健康理論，讓我們針對個人體

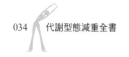

質，打造專屬自己的飲食計畫。」

每個人對醣類、蛋白質和脂肪食物的需求比例都不相同，唯有自己才能清楚知道什麼是適合自己的食物、哪些食物吃了會讓身體感覺舒服。可是，現代人卻總是將自己這種與生俱來的本能交給醫療人員來判斷，盲目地跟隨潮流或實驗報告而吃。

現代醫學在「治療肥胖」的臨床經驗上，多半提供一套「人人適用」的飲食原則。當我們面臨肥胖問題時，會先得到如下建議：要少吃多動、盡量少油、少鹽、少糖……。但少油、少鹽、少糖的飲食到底要怎麼吃？真的只要避免油炸、重鹹和甜食就可以改善肥胖問題嗎？

很可惜，現代人對於這種說法深信不疑。甚至，如果再伴隨生理數值的異常（如膽固醇或尿酸過高等），又會在飲食建議中加入限制高膽固醇或高尿酸的食物。

其實，「生理數值偏高」是身體正在傳達「細胞代謝沒有效率」的警訊，提醒著我們，身體已經無法有效代謝或處理這些多出來的物質。而造成這種情況的主要原因，就是因為我們「吃錯食物，供給細胞錯誤燃料」所造成。因此，我們應該藉此機會好好檢視自己的飲食生活型態，仔細觀察我們是否吃對適合自己體質的食物。

那麼，到底什麼才是適合自己的減重食物？是蛋白質飲食（肉食）有效，還是碳水化合物飲食（素食）有效？已有多份研究顯示，攝取「高蛋白質飲食」或「高醣類飲食」的減重成效相當，但兩者對「體重維持」與「身體代謝」的影響卻各有所異。

「高蛋白質飲食」對減重者來說，不但具有較好的代謝效果，也較有維持體重的成效。但是否因為如此，每位體重過重者或肥胖者的飲食建議，就該一律相同呢？

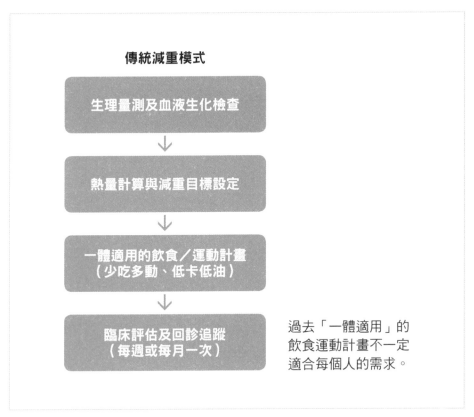

▲ 傳統減重模式示意圖

　　營養科學家詹姆斯・歐・希爾博士（James O. Hill, Ph. D）在二○○五年的一篇研究中指出，「評估減重者是否採用合適飲食非常重要」。而另外一位營養科學家布魯士・傑曼博士（Bruce German, Ph. D）亦於同年研究提出，「確實量測個人代謝狀況的差異，以了解疾病發展的分子層次機轉，而非只專注在疾病症狀的改善，才是真正量身訂做的治療計畫」。

　　「頭痛醫頭，腳痛醫腳」是我們最不願意面對的醫療狀況，但現今許多情況確實如此。兩位學者專家的見解雷同，相當值得我們省思。

　　每個人的生命都是相當難得且珍貴的。從男性數億精子中脫穎而出的精子，與女性唯一卵子結合，才能成為一個獨立個體。如果你能明白這得來不易的過程，就必須更懂得照護自己的身體代謝與尊重身體智慧。

　　本章中，我們將帶你了解「吃對食物」的重要性。但首先，我們必須認識「代謝型態」（Metabolic Type®）理論。

## 認識代謝型態減重技術

　　多數人都有過減重經驗，如果你也是其中之一，想必大概了解坊間減重方法可分為幾種。比方說，一份三天可瘦二公斤的食譜，但容易讓身體感到極度飢餓；由醫師開立處方，但容易因副作用造成失眠焦慮，且不斷排放油屁。最常見的，就是購物頻道裡，讓代言明星或主持人說得口沫橫飛的減重營養品，裡面永遠會有你不知道能否相信的科學新知，讓人不只花大錢，還得吃得提心吊膽，更別說便利商店裡販售的瘦身油切飲料，假如你已經喝過，那麼效果如何相信不用我們再多說。

　　不管這些方法對你是否有效，可以肯定的是，一旦你停止使用這些方法，體重一定會在不久之後恢復原狀。或許你會訝異，「你怎麼知道？」首先，我們先來釐清以下幾項重要觀念：

**一、在別人身上適用的食譜，未必適合你！**
**二、突然減少卡路里或以激烈節食方式減重，注定復胖。**
**三、藉助任何化學或藥物來阻斷熱量吸收，其負面作用肯定遠大於減重。**

　　我們會在往後章節，各別討論上述三項減重迷思。但現在，請你拋開過去以來的錯誤觀念，認真思考下列訊息。

當今許多知名營養專家都有一套減重方法，而這些專家也深信，任何人都可藉由這些方法來成功減重。無論如何，這些複雜又矛盾的方法，已讓有心減重的人感到無所適從。

多年來，營養科學和醫療媒體對於減重多是提供「一體適用」的飲食計畫，並認為可以普遍適用所有人，但這是個天大謬誤。

你是否曾經感到疑惑，為什麼有些人怎麼吃都不會胖，但自己無論如何控制，就是很難甩掉惱人體重？為什麼別人執行減重食譜時，感覺既輕鬆又不易飢餓，但自己只不過經過一晚，就已經餓到發抖？

「食物」和「營養」會因人產生不同影響。舉凡所有偉大且歷史悠久的傳統醫學（如印度、埃及、希臘、羅馬和中國醫學）都了解到「個人」生理獨特性有多麼重要。

早在兩千年前，古羅馬哲人盧克萊修（Titus Lucretius Carus）已觀察到：「別人的食物可能是你的毒藥。」同樣地，適合某人的減重食譜，也有可能是你身體的毒藥。

以下是我們實際協助的成功案例。

### 個案一　吃錯食物愈來愈肥

派崔克（化名），現年二十九歲，電腦工程師，生長於美國，七歲開始發胖。偏愛甜食，每天固定一杯拿鐵咖啡。二十三歲時回台居住，因台灣珍珠奶茶較美國好喝、便宜，所以一天至少喝下一至二杯，體重也攀升到一〇三公斤，腰圍更是大到一〇八公分。

在這種情況下，派崔克的身體也開始發出警訊，陸續出現牛皮癬、肝指數偏高、中度脂肪肝等症狀，每天精神不濟、疲憊不堪。服用醫師開立的類固醇藥物對抗牛皮癬後，以上情況非但沒有改善，反而更加嚴重，甚至體重持

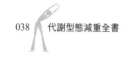

續上升，滿臉青春痘。

　　經過分析，我們發現派崔克是屬於「副交感型」代謝型態，對應到飲食上則為「蛋白質型」，需要較高比例的優質蛋白質及脂肪食物。

　　進一步分析其營養攝取後，更是發現派崔克的一日熱量攝取超過二千六百大卡，且以碳水化合物的食物居多，完全不符合其代謝體質，是很典型的吃錯食物案例。

　　經過諮詢協商，我們建議派崔克從調整飲食及生活習慣開始。比如說，禁止喝咖啡、晚間不吃甜食、每日步行四十五分鐘，但完全不用像過去一樣辛苦節食或刻苦運動。

　　一段時間後，派崔克的體重已由原先一〇三公斤減至八十七公斤，腰圍也減少二十公分，並且保持成果至今已三年仍未復胖，不但牛皮癬獲得改善，黑眼圈也消失不見，每天更是精神奕奕。

## 個案二　用錯方法疾病上身

　　姜小姐，現年五十五歲，公司負責人，身材適中、氣質典雅。長期從事美容保養相關產業的她，非常注重個人形象。先生是國內知名教學醫院主任，雖然看似擁有充分醫療資源，卻無法解決困擾她多年的高膽固醇問題。

　　一直以來，姜小姐對代謝型態強調「找到適合自己體質的食物」的理論半信半疑。經過分析，我們發現姜小姐是屬於「副交感型」代謝型態，對應到飲食上同樣為「蛋白質型」，需要較高比例的優質蛋白質及脂肪食物。但由於膽固醇一直以來偏高的問題，讓她選擇三餐清淡或僅以生菜沙拉替代正餐，再搭配攝取具有降血脂及促進新陳代謝功效的保健食品。

　　經過諮詢協商，我們建議姜小姐在飲食計畫中列上「紅肉」一項，這讓她感到非常困惑。

曾在美國留學的她，頗愛吃牛排，每每吃完牛排後，身心都能得到能量與滿足，只是後來由於膽固醇過高問題讓她不敢隨意再吃。

於是，她決定姑且一試，遵照我們的飲食建議，開始攝取紅肉食物。一個月後，姜小姐開心地拿著抽血報告告訴我們，她的膽固醇出現了一百六十八毫克／分升（mg／dL）的正常數值，這也讓我們替她感到相當開心。

### 個案三　慢性疾病不藥而癒

整脊師凱文（化名）旅居美國多年，肥胖時體重高達一〇九公斤，曾利用知名品牌代餐減去二十公斤。在美國，有超過六十％的體重過重或肥胖者，因此當時凱文對自己身材也不以為意。

回台後，由於黑眼圈不斷加重，且因肥胖引起的睡眠呼吸中止症也不斷困擾著他，走路時也會氣喘不適，於是他尋求我們的協助，開始展開他的代謝型態飲食計畫。

在凱文的努力之下，兩個月間成功甩去八‧二公斤，其中有八十％是體脂肪，腰圍也減少十公分。期間，即便凱文與友人聚會，也堅持每餐中除了蔬果之外，更需要搭配優質蛋白質及脂肪食物，徹底遵守他的「混合型」代謝型態飲食原則，認真執行餐餐均衡攝取醣類、蛋白質和脂肪的規範。

現在的凱文，不但體重減輕許多，精神也變得更好，尤其困擾他多時的睡眠呼吸中止症也明顯得到改善。經由這次經驗，凱文深知體重控管並非短期計畫，而須長期規劃。他也深信，只要了解自己體質，吃對適合自己的食物，讓代謝處於平衡狀態，身體自然就會瘦。

從上述實例可知，世界上沒有一種飲食計畫能讓所有人維持苗條體態。坊間流傳的飲食方法，或許對某些人有用，但對另一些人卻效果不彰，甚至是災難一場。

「吃錯食物」每天都在發生，但唯有等到出現症狀時，我們才會開始正視問題，認真尋找致病原因。而通常也要等到摸索一段時間、嘗試許多方法後，我們才會開始相信所有慢性疾病與不適症狀，都是因為吃錯食物引起的。

## 代謝型態理論發展簡史

代謝型態理論及其檢測技術源自美國，最早可追溯至一九一九年一位專門研究營養治療的內科醫師法蘭西斯·布登傑（Francis Pottenger.M.D.,），他認為人們有其獨特飲食需求，而「自主神經系統」（Autonomic Nervous System，ANS）則掌握了人體非常重要的線索，這些線索可以作為預測人們需要何種食物及營養的根據。

法蘭西斯·布登傑提出「自主神經系統是人體新陳代謝的主要調節者」，因為自主神經系統控制所有人體非自主性活動，如心跳、消化、呼吸、組織的修復與再生、細胞活動，以及調節人體體溫、免疫活動等。

「自主神經系統」可以分為「交感神經系統」（Sympathetic Nervous System）與「副交感神經系統」（Parasympathetic Nervous System）。透過「自主神經系統」的平衡狀況，我們可以更加了解自己的身體。此外，「營養素」對於自主神經系統的平衡狀況也扮演著決定性角色。

因此，法蘭西斯·布登傑提出「部分營養素會刺激或強化『交感神經系統』，並對『副交感神經系統』產生相反反應；反之亦然。」

他首先提出「自主神經系統的不平衡會影響健康問題」的論點，並將其研究寫成《內臟疾病的徵兆》（*Symptoms of Visceral Disease*）一書，被喻為「自主代謝型態之父」。

一九五六年，美國生化學家羅杰·威廉斯博士（Dr. Roger William）發現

了維生素 $B_5$、泛酸（Pantothenic Acid），成為具有聲望的研究學者。在其著作《生化獨特性》（*Biochemical Individuality*）中寫到，「人體的獨特性遍及全身各處，而其與生俱來的差異性也延伸到所有細胞的結構與代謝，並決定了細胞執行主要功能的速度和效率」、「不均衡及不適合的營養是在細胞層次上，影響人類疾病的主因」、「人類擁有『從基因決定』和『高度個別營養』的需求」。

一九五〇年代，喬治・瓦森教授（George Watson.PhD）參考諸多「因營養及代謝失衡導致罹患精神疾病及其治療」的相關研究，進一步探討罹患精神性疾病的原因是否導因於「能量產生代謝失衡」，特別是因為缺乏某種或多種維他命及礦物質，造成神經或精神上的病變。

他執行一個長達十年的探測性臨床試驗，針對精神分裂症（Schizophrenics）、躁鬱症（Manic-Depression）及憂慮性精神官能症（Anxiety Neurosis Depression）等精神疾病個案，不採用藥物和心理治療模式，而改以檢測患者的血液酸鹼度、二氧化碳濃度，以及空腹血糖值和餐後血糖值等生化檢驗數據，藉此觀察及判定患者對飲食代謝及能量產生的狀態，發現確實有明顯的個別差異。

在給予相對應的飲食建議，並提供維他命、礦物質補充錠治療後，病情亦有顯著改善，因此首先提出並定義個人具有「快速氧化」及「慢速氧化」的代謝型態。而瓦森教授日後也被稱為「氧化代謝型態之父」。

上述三位學者所提理論，對於開啟近代代謝型態檢測發展，以及運用在個人飲食及營養需求等領域，有著極為重要的意義。

## 代謝型態學說發展簡圖

1919 法蘭西斯・布登傑 Francis Pottenger.M.D.,（研究營養治療的內科醫師）

—— 為「自主代謝型態之父」

1930 羅杰・威廉斯 Dr. Roger William（生化學家）

—— 提出人體體質差異性和個別高度不同營養素需求

1950 喬治・瓦森 George Watson. PhD（南加大臨床心理教授）

—— 為「氧化代謝型態之父」

1969 威廉・唐納・凱利 Dr. William Donald Kelley（牙醫師、生化營養博士）

—— 為「代謝型態之父」

1981 尼古拉斯・傑・岡薩雷斯 Dr. Nicholas J. Gonzalez（癌症專科醫師）

—— 承襲凱利醫師療法，設立專門研究治療癌症診所機構

1978 威廉・沃爾科特 Dr. William Wolcott（Healthexcel 機構創辦人）

—— 1983 整合氧化系統與自主神經系統代謝型態，提出此二系統為代謝型態支配因子（Dominance Factor）理論。

—— 1987 設立 Healthexcel 代謝型態檢測分析網站機構

—— 2000 年創立美國及英國 MTEC 代謝型態教育中心

1995 哈羅德・傑・克里斯塔爾 Harold J. Kristal. D.D.S.（牙醫師）

—— 創立 Personal Metabolized Nutrition（PMN）Corp.

## 了解自己的代謝型態

了解自己代謝型態是一生中最重要的事，每個人都有權利及義務知道如何根據自己體質攝取營養。因此，現今減重模式應該著重「個人代謝體質」，了解體重過重的整體原因，而非完全依賴生化檢驗數值的結果，或只關注在疾病及症狀的治療。

特別是「減重」相關議題。體重過重者就是因為體內生化代謝不平衡，長時間攝取與個人代謝型態不相符的飲食所導致的現象。在這種情況下，「吃對食物」和「做對運動」對減重者來說，就具有非常良好的效果。

因此，在開始執行減重計畫前，必須先了解自己的代謝型態，才能依照個人代謝型態給予相對應的飲食建議。減重者會因為攝取適合營養，產生足夠能量供應身體作生化代謝運用，使身體整體代謝狀態達到平衡，如此一來，體重也可獲得改善。

利用「代謝型態」減重也是一套很有效率的「減脂」計畫。身體脂肪不會無中生有，多半是飲食問題所產生，就像「血糖過高」可能是因為長期攝取過多含醣食物所致。但這些身上的脂肪和糖分，為什麼不容易消除呢？因為你的細胞代謝運作出了問題，導致身體無法有效排除。如同車子加錯油會傷害引擎一樣，供給細胞錯誤營養，也會嚴重影響身體代謝的運作。

找到自己的代謝型態真的很重要，當你了解什麼食物才是適合自己體質時，就能不受食物控制，做自己健康的主人。如果你希望不要餓肚子減重，不用計較熱量，想要調整膽固醇、三酸甘油酯和血糖過高等問題，改善異常生理數值，避免愈減愈胖等的話，就請你吃對適合自己的代謝型態飲食，那麼諸多問題都將迎刃而解。

減重其實沒有你想得那麼辛苦，只要用對方法、做對事情，並確實徹底執行，一定可以得到令你滿意的成果。

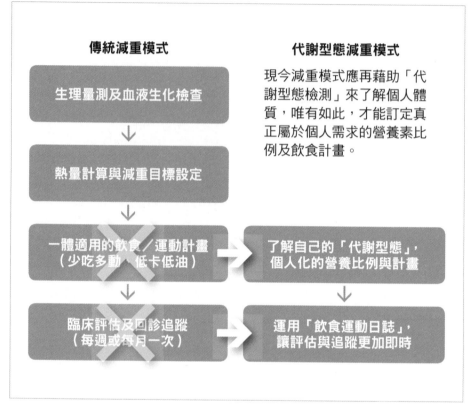

▲ 代謝型態減重模式示意圖

　　總結上述討論，其實重點不是要告訴你蛋白質飲食（肉食）比較好，還是碳水化合物飲食（素食）比較好，而是要讓自己的代謝型態來告訴你什麼才是最好的食物。比方說，如果你是混合型，飲食就不該偏向蛋白質飲食，或過多碳水化合物食物。

　　記住，人的體質就是這麼獨特，只要給細胞對的燃料，細胞就會滿足，你也不會一直想吃零食或感覺吃不夠。「代謝型態飲食」真的能讓你確實感受到「減重，就是這麼簡單」。

## 代謝型態迷你檢測

看了這麼多有關了解自己代謝型態的好處後，你是不是也想了解自己是屬於哪種代謝型態呢？透過下面「代謝型態迷你檢測」，你將可以快速推測自己的代謝型態屬性，作為往後規劃飲食計畫時的參考。建議你配合《代謝型態減重全書練習本》【2-1 自我檢測：代謝型態迷你檢測】表格作答。

接下來，請精確回答下列問題，選擇一個最符合你的現況。透過之後的分數加總，就能初步了解你的代謝型態傾向。

01　我的食慾
　　Ａ 經常感到飢餓（為吃而活型）
　　Ｂ 正餐時才會感到飢餓　　　　Ｃ 不常感到飢餓（為活而吃型）

02　有關果汁或是喝水斷食法
　　Ａ 感覺可怕　　　　　　　　　Ｂ 如果需要斷食，可以接受
　　Ｃ 可以做得很好

03　我的飲食習慣
　　Ａ 常要吃到自己覺得足夠為止
　　Ｂ 平均攝取需要的量
　　Ｃ 不在乎食物，甚至有時還會忘記吃飯

04　當我吃到含有豐富脂肪的一餐時，會覺得
　　Ａ 會感到充滿幸福與能量　　　Ｂ 沒特別感覺
　　Ｃ 會感到降低幸福與能量

05 對於甜點或飯後甜點

　　Ⓐ 喜歡飯後甜點　　　　Ⓑ 可吃，也可不吃

　　Ⓒ 不喜歡飯後甜點

---

06 對於零食的需求

　　Ⓐ 常在餐與餐之間吃零食　　Ⓑ 偶爾需要吃些零食

　　Ⓒ 很少會想吃零食

---

07 我對鹹的食物

　　Ⓐ 熱愛　　　　　　　　Ⓑ 普通

　　Ⓒ 不喜歡

---

08 我的皮膚水分

　　Ⓐ 保濕　　　　　　　　Ⓑ 普通

　　Ⓒ 乾燥

---

09 我的責任感

　　Ⓐ 較不喜歡負責任　　　Ⓑ 有時喜歡負責任

　　Ⓒ 喜歡負責任

---

10 當我生氣時

　　Ⓐ 不易生氣，性情溫和　　Ⓑ 太過分時會生氣

　　Ⓒ 容易生氣，也很容易平息

11 思考時，我傾向

　Ａ 感性、富情感、直覺，屬右腦發達型

　Ｂ 介於兩者之間

　Ｃ 智識、理性、邏輯，屬左腦發達型

12 我熱愛

　Ａ 吃，或參加社交活動　　Ｂ 無特別活動

　Ｃ 單獨，或做運動

## 計算方式

選Ａ得 1 分；選Ｂ得 2 分；選Ｃ得 3 分

## 分數小計

12 ～ 21 分　可能為蛋白質型（肉食型），適合較高比例的蛋白質飲食。

22 ～ 27 分　可能為混合型（雜食型），需要確保蛋白質與碳水化合物的均衡
　　　　　　飲食。

28 ～ 36 分　可能為碳水化合物型（草食型），適合較高比例的醣類飲食。

## 第二招　吃對自己的代謝型態食物比例

　　代謝型態飲食並不強調計算卡路里，而是著重在「吃對個人三大營養素比例」。唯有吃對比例，才能真正獲得身體所需能量。

　　「能量」的產生對生命存活非常重要，人體有兩大系統主導能量的產生與應用：一是負責將食物轉變成能量的「氧化系統」；二是負責分配能量的「自

主神經系統」。這兩大系統對能量的支配情形會因人而異，所以每個人對食物的代謝型態也不盡相同，因而出現有人即使吃多澱粉類食物也不會發胖，但另一些人卻即使只吃半碗飯體重也瘦不下來，這些都是因為個體對食物的代謝型態不同所致。

## 不同代謝型態及其對應飲食型態

### 一、蛋白質型（肉食型）

高蛋白質、高脂肪及低比例醣類（醣類三十％、蛋白質四十％、脂肪三十％）。

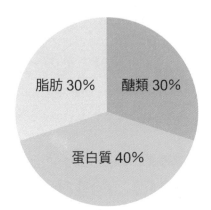

在自主神經系統會刺激、強化及支持交感神經系統（酸化作用）；在氧化系統則會增加慢速氧化的鹼化作用。因此，「蛋白質型」飲食適合副交感及快速氧化型者，作為調整血液酸鹼平衡。

▲ 如果你是蛋白質型（肉食型），醣類食物比例不應超過 30%。

### 二、混合型（雜食型）

結合「碳水化合物型」及「蛋白質型」飲食計畫，適合平衡自主及氧化混合者。

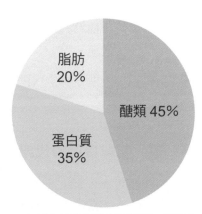

▲ 如果你是混合型（雜食型），醣類食物比例不應超過 45%。

### 三、碳水化合物型（草食型）

低蛋白質、低脂肪及高比例複合性醣類（醣類六十％、蛋白質二十五％、脂肪十五％）。

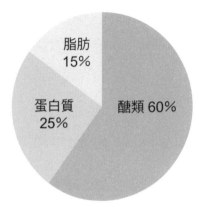

在自主神經系統會刺激、強化和支持副交感神經系統（鹼化作用）；在氧化系統，則會增加快速氧化的酸化作用。因此，「碳水化合物型」飲食適合交感及慢速氧化型者，作為調整血液酸鹼平衡。

▲ 如果你是碳水化合物（草食型），醣類食物比例應占 60%。

換句話說，「食物種類」以及「蛋白質、脂肪、碳水化合物比例」，對不同代謝型態的人來說都不一樣。它們需要適當的「燃料」（Fuels）和不同的「混合燃料」（Fuel Mixed）來將營養轉化為能量。

以「食物」作為我們生命的燃料，它有可能是「良藥」，也有可能是「毒藥」。它具有治癒疾病的力量，也有致使生病的力量。因此，請盡你所能依照自己代謝型態來攝食。一旦你吃對適合自己的營養，就能讓你達到最好能量、體能展現高峰，並且食慾正常，自動修復身體，健康無病活到老。

相信你對代謝型態及其對應飲食有了較為具體的概念。想要確認自己是否對一個資訊或理論已經完全了解，最好的方法就是用自己的話再簡單說明一次。建議你配合《代謝型態減重全書練習本》【2-2 思考演練：什麼是代謝型態？】的練習，試著寫下「什麼是代謝型態」！

代謝型態飲食計畫強調「做自己健康的主人」，不被食物牽制，必須清楚知道自己該吃什麼以符合代謝型態比例。而透過「飲食記錄」我們可以覺察過

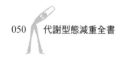

去不好的習慣，並加以改進。建議你配合《代謝型態減重全書練習本》【2-3 生活落實：做好自己的代謝型態飲食記錄】的練習，為自己的每日飲食做好把關。

# 心理師的小叮嚀

## 改變別人很難，改變自己卻很容易！

「肥胖的壞處」是探討「減重動機」時，最常被提出討論的問題，而多數肥胖者由於深受其擾，也能立即提出各種壞處。比方說，買不到衣服、走路會喘、膝蓋會痛、常感冒生病、交不到男（女）朋友、人際關係不好……。這些問題或許也同樣困擾你多時，甚至你會選擇逃避，關閉自己的心扉。

但，這些肥胖的壞處都不算是真正的問題，真正的問題在於「你是否有心改變」。你可以不需要回答這個問題，但請你相信，我們是真心希望幫助你一起面對這個存在已久的狀況。不可否認地，「肥胖」的確令人沮喪，即便你有心克服這個窘態，但大多時候，你又會發現自己根本無力對抗。

也因為如此，部分肥胖者會開始選擇不熱衷打扮自己，穿起寬鬆衣服來遮掩身材，甚至還會以「這樣穿很舒服」來自我安慰。長期下來，你不只會對自己的外表喪失自信，若再加上其他各種問題困擾，你會感到愈來愈疲憊、愈來愈沮喪。雖然你已經盡力挽救，但僅存的體力，早已在對抗忙碌生活和壓力中耗盡。

對於「減肥」這件事，由於你已經不在乎有沒有人喜歡你，反正日子都還是一樣要過，就抱著一切隨緣的消極心態。一旦你的情緒及能量感持續降低，試想，又有誰會願意和沒有熱情的人長久相處呢？

沒有人可以決定你的胖瘦，可是當你面臨肥胖困擾時，你會選擇用

什麼心態來面對？

很多時候，我們常常被「自己」打敗！當我們請肥胖者說出「肥胖的壞處」時，很少有人願意真實說出自己的問題，感覺談論的好像都是別人的事情。可是，唯有真正面對問題，才能找到改變的動力。一旦你選擇面對，所有的問題都將不再是問題，因為問題的解答已經掌握在你手中。

拿破崙曾說過，「想像力可以征服全世界」。現在，請你閉上眼睛，想像今晚將有位能讓你夢想成真的小天使來到你夢中，幫助你實現「身材窈窕」的願望。

不可思議地，你會發現，當你隔天一早醒來，自己真的瘦了許多。這時你的心情彷彿飛上雲霄，笑容也更為燦爛，包容心也變得前所未有的廣大，就連平常你看不順眼的人，都能變成可愛的情人。

只要對自己有自信，生活中的一切都將變得更美好。你會明顯發現，不但工作效率變高，朋友也會開始變多。過去那些「肥胖的壞處」都將消失殆盡，取而代之的是一個精神奕奕、思緒清楚、身體健康的全新的你。過去一些對你的批評，都將變成令你心花怒放的稱讚。一旦如此，你可以想像到自己生活發生哪些改變嗎？與過去有哪些不同呢？以前看不到的價值，現在看到了嗎？……現在，就請你閉上眼睛，好好地想像一遍。

改變，才有希望！回想人類醫療保健演進過程中的幾次重大發現及啟發，包括西元前一六一一年的「天花」，現今已被聯合國宣布為不存在的疾病；「維他命Ｃ」早在哥倫布時代的水手身患壞血病時就被

發現，但當初這些疾病都被侷限在不發達的知識和醫療技術，必須靠著許多人的生命及突破性觀察，才能換得緩慢的發現及治癒。

　　面對一個新的觀念，我們可以選擇無動於衷，也可以選擇用積極的心態來接受它、經驗它及驗證它，而「代謝型態的飲食觀念」就是如此，它顛覆了現代人的飲食習慣，強調以「自己」為主角，而非「食物」。

　　過去，我們習慣從「了解食物所含營養及其功效」來作為選擇食物的考量，卻老是忽略自己的身體是否適合這個食物。如果你能改變思維，重新思考自然界的存在邏輯，讓自己願意改變，相信你一定更可以深刻體驗到生命中的精彩之處。

　　「改變沒有困難與否，只有願意與否」，只要你願意改變，一切都將變得更有希望！

# 3 不飢餓的減重妙方──
## 龐德飲食

你知道嗎？只要「吃好食物」、「吃對食物」
就能健康減重，輕鬆調整易胖體質。
本章將帶領你體驗「龐德飲食」所帶來的能量感與幸福感，
一同進入享受美味與快樂減重的平衡世界，並且告訴你吃對優質食物的祕訣。
只要代謝順暢，身體自然窈窕一身輕。


## 成為你心目中的龐德女郎

　　男士們，你們會嚮往「○○七電影」裡男主角詹姆士‧龐德（James Bond）奢靡又華麗的生活嗎？雖然龐德身旁美女如雲，但他所從事的情報工作卻充滿高度危險。為達成目的，必須精通各種技藝，因此塑造出體格健碩、沉穩機智、外表酷帥的迷人形象，這也讓龐德成為不少男性羨慕的對象。

　　女士們，妳們又是否嚮往成為兼具智慧、美貌與勇氣的龐德女郎，讓男性會為妳的美麗氣質所深深吸引，願意為妳赴湯蹈火、在所不辭呢？

　　無論現實生活中，是否真有如同電影中詹姆士‧龐德及龐德女郎一樣完美的人，但他們存留在影迷心中的，絕對是內外皆深具智慧與魅力的健康形

象，因此成為眾人渴望成為的代表人物。

既然如此，那麼我們應該具備哪些條件呢？

首先，必須「具備強壯的心臟」。電影中，無論龐德先生遭逢多大生命威脅，總能在緊要關頭，化險為夷。可見，他一定擁有一顆很強壯的心臟。然而，心臟的強壯與否，端視心血管的健康與否。道理很簡單，唯有全身循環暢通，才能讓這個為身體賣力工作的心臟減少負擔，進行規律且充滿活力的跳動。

再者，必須「吃對食物，吃好食物」。所謂「吃好食物」是指餐餐吃進優質的食物。優質食物具有「滋養細胞」、「保護細胞」及「支持細胞」三大功能。從優質食物中挑選適合自己體質的食物，不但有益健康，更可延緩細胞老化，讓你比同齡族群看似更加年輕。

為什麼只要「吃對食物，吃好食物」就有這麼大的功效？道理很簡單，吃對適合自己的食物，就像汽車加對適合的汽油，當細胞獲得正確燃料，身體就會每天充滿能量與活力。因此，在調整營養比例的同時，也別忘了也要挑選優質食物。一段時間後，當身心處在平衡且良好狀態，自然就能增加身體抵抗力，免於疾病纏身。

最後，必須「做對運動」，增強心肺功能，讓身體維持在穩定狀態。長時間規律地進行運動訓練，不但可以增強身體肌耐力，還可修練心性。一如龐德先生、女郎充滿迷人自信般的風采，你也可以由內到外散發出來。

## 體驗「龐德飲食」的能量感與幸福感

### 要吃，也要減肥

有減肥需求的人，多半是生活在食物取得方便、各類零食隨手可得的現代社會。忙碌的職場交際、網路的便利購物，再再都改變了現代人對「吃」的習慣及需求。

許多減重者在過程中，內心都會面臨「美食」與「窈窕」的拔河，掙扎在「吃」與「不吃」的結果，就是讓體重再次回到原點，重新過著辛苦的減重生活。

對很多人來說，減重過程已經很辛苦，如果還要限制飲食，肯定很難持續。因此，有愈來愈多人開始執行地瓜餐、排毒餐或養生餐減肥，甚至從香蕉、番茄到高麗菜等單一食物，都能說出一套神奇的減肥功效，而信者也大有人在。

若進一步分析這些當前所倡導的飲食觀念，我們可以發現，這些觀念不約而同地強調要避免攝取肉類、禁止攝取動物性油脂食物，並以高比例的蔬果、米食等碳水化合物代替。

理論上，減少攝取奶、蛋、肉類可以減少因蛋白質過多所產生的毒性，排除血液中過高的脂肪；而建議攝取米飯、麵類等碳水化合物的原因，在於它們容易消化且不似油脂類食物含有極高熱量，對身體的傷害較小。乍看之下，這套飲食方法似乎頗為合理又健康，但真的是這樣嗎？

美國病理學家暨心臟科醫師，史提芬・西奈特（Stephen T. Sinatra）在他的著作《八週降低你的高血壓》（*Lower Your Blood Pressure in Eight Weeks.*）中寫到一段發人省思的話：

「高碳水化合物、低油脂的飲食型態，確實能讓熱量減少許多，但也由於

攝取過多碳水化合物，反而容易導致血糖失調，加重糖尿病、高血壓等慢性病的嚴重性。

大量攝取碳水化合物雖然可以減少熱量的攝取，卻不見得有助體重的下降，甚至還會產生『胰島素抗性』（請參考第二十五頁）的問題，不僅無法改善身體健康，還會直接或間接造成身體功能失衡」。

我們每天必需依靠飲食來維持我們的生命與活力，但多數人卻因為飲食不當導致身體或心理發生疾病，影響身體正常運作。嚴重時，甚至還會影響自己及家人的生活品質。因此，選擇優質食物，並且吃對適合自己體質的代謝型態飲食比例就顯得相當重要，而「龐德飲食」正是教你如何「吃對食物，吃好食物」的方法。

### 減重、調整體質一次到位

「龐德飲食」顧名思義，只要執行一段時間後，任何人都能展現如同○○七電影中，龐德先生及龐德女郎健康、窈窕的迷人魅力。

「龐德飲食」原名「泛亞太區修正地中海飲食」（The Pan-Asian Modified Mediterranean Diet, PAMMD），由史提芬・西奈特醫師（Stephen Sinatra）提出。他參考眾多頂尖醫學家及營養學家的見解，深入研究「地中海區國家」及「泛太平洋亞洲區國家」的飲食習慣，整理出多項臨床研究報告，說明因為這兩區國家人民的特殊飲食內容及習慣，致使患有心血管疾病的比例較低，也更為長壽。

西奈特醫師提出十項有助「降低心血管疾病」的飲食原則，作為健康飲食的參考標準。我們遵循此標準，再結合代謝型態的理念精神，兼顧食材原有的美味及挑選方法，最終研究出「龐德飲食」，讓健康與營養間能獲得有效平衡及協調。

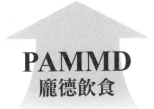

**科學家公認最健康的兩種飲食方式**
The Pan-Asian Modified Mediterranean Diet
全世界最健康、最美味的飲食法

**亞太地區飲食**
❶ 新鮮蔬果
❷ 豐富魚類
❸ 海藻
❹ 黃豆製品
❺ 綠茶

**PAMMD**
**龐德飲食**

**地中海飲食**
❶ 新鮮蔬果
❷ 地方性魚類
❸ 自製橄欖油
❹ 大蒜、洋蔥
❺ 堅果類

▲ PAMMD 龐德飲食示意圖

　　那麼，「地中海區國家」及「泛太平洋亞洲區國家」的飲食究竟有何特色？為何能讓連醫師都束手無策的健康問題，獲得解決？

　　經由分析，我們發現，「亞太地區飲食」具有食用豐富魚類、新鮮蔬果、海藻、黃豆製品、綠茶等特色；「地中海地區飲食」則具有食用新鮮蔬果、地方性魚類、自製橄欖油、新鮮大蒜、堅果等特色。而「龐德飲食」就是結合上述兩區飲食特色，再搭配代謝型態「吃對食物、吃好食物」的原則所研究而出，是全世界最好、最健康的飲食計畫。

　　這裡，我們要再次提醒，很多人把蔬菜、水果歸為同類，但這是錯誤的觀念。在「龐德飲食」中，我們不鼓勵攝取過高比例的水果。雖然蔬菜、水果都含有豐富維生素、礦物質，以及對抗自由基的抗氧化能力，但不一樣的是，水果的糖分明顯偏高。

水果中所含糖分會迅速提高體內血糖，長期下來會造成脂肪囤積，甚至產生胰島素抗性，增加慢性疾病的發生風險。

或許你從沒想過，原來只要沒有適當的節制比例，就連看似健康的水果也會成為扼殺健康的兇手吧！所以，從現在起，請你謹記在心，如果以五份蔬果的攝取比例來看，最好的蔬果比例為三比二，這樣的分量對身體來說是最有益處的。

接下來，我們將詳細說明「龐德飲食」的十項原則及其益處，且每項原則皆獲有臨床實證及大量科學研究支持。

### 一、每日攝取五至九份蔬菜、水果

蔬菜與水果是自然界的超級食物，不但便宜、美味，還富含大量有效預防疾病、促進健康的光合營養素，如 $\beta$－胡蘿蔔素、維生素 C、E，以及礦物質、纖維質等。

研究證明，大量攝取蔬果，可以降低罹患重大疾病（如癌症、心臟疾病、中風等）的風險及死亡率。因此，在「龐德飲食」的十項原則中，蔬果最具關鍵地位。

### 二、每日固定食用深海魚類

魚肉中含有優質蛋白質，而魚油中的「Omega-3 脂肪酸」更是難得珍貴。魚油雖然也是動物性油脂，但與一般動物性油脂不同的是，魚油是一種高品質油脂。

以愛斯基摩人為例，雖然他們以肉類（海洋動物與魚類）為主食，但罹患心血管疾病的比例卻比西方國家少得多，這都是魚油的功效。

此外，經由科學證實，魚油可有效降低血脂肪、減緩發炎症狀及預防血栓

的形成。根據一份哈佛大學研究報告指出，魚油中的 Omega-3 脂肪酸可以讓人在情緒上更容易得到快樂與滿足，並且有效預防憂鬱症的發生。

### 三、每日攝取低升醣指數的豆類食品

對於家族患有高血壓、糖尿病史的人來說，「豆類食品」絕對是最佳的植物性蛋白質來源，就連素食者也多以豆類食品作為蛋白質的攝取來源。此外，豆類食品中的「植物性雌激素」也可預防與荷爾蒙相關的癌症發生。

常見的豆類食品包括以黃豆製成的豆漿、豆腐、納豆等；而黑豆、毛豆也可搭配在一般配菜中，讓飲食種類顯得更為多樣化。

一份關於日本女性的研究顯示，飲食中攝取黃酮、異黃酮愈多（主要來自洋蔥、豆腐），體內壞膽固醇（LDL，低密度脂蛋白膽固醇）就會愈低。

在本次受訪的日本女性中，有四十五‧九％的人是透過洋蔥攝取、三十七％的人是透過豆腐攝取。因此，研究人員下了這樣的註解，「與其他國家相比，日本女性具有極低的冠狀動脈心臟病發生率，這應與她們飲食中攝取高量黃酮和異黃酮有關」。

### 四、含豐富脂肪酸的堅果類和種子類食物

想吃零食，又怕留不住健康嗎？建議你，可以選擇堅果類或種子類食物。堅果類及種子類食物中含有豐富維生素 E、食物中少見的優良植物油脂、蛋白質和纖維。適量攝取，可有效抑制飲食中膽固醇的吸收。

肚子餓時，選擇堅果類、種子類食物（如杏仁果、核桃、南瓜子等）作為零食，絕對是最美味、健康的選擇。

### 五、適量攝取乳製品（每天以二百四十毫升為限）

在「亞太地區飲食」與「地中海飲食」中，並不強調攝取乳製品。乳製品

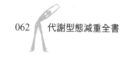

（特別是牛奶）常是造成人體過敏的來源，且內含過多「甲硫胺酸」（胺基酸的一種），會增加罹患冠心病、中風和周邊血管疾病的風險。

## 六、減少食用紅肉及動物性脂肪

在「亞太地區飲食」與「地中海飲食」中，很少攝取牛、羊、豬等肉品，而是從魚類、豆類等食品來攝取優良蛋白質。

經實驗證實，長期大量攝取紅肉及動物性脂肪會提高罹患腸癌、乳癌的風險，增加血管堵塞的機率。但如果你的代謝型態是屬於「蛋白質型」，則不受此原則限制。

「龐德飲食」強調應避免攝取紅肉及動物性脂肪，但若真想吃肉，可選擇魚類作為肉類來源。若平時已食用過多紅肉，則可搭配大量蔬果來緩和它們對身體的傷害。

## 七、主食選擇全穀類食物，而非精製澱粉類食物

在「龐德飲食」中，我們極力倡導以「全穀類」作為主食，也就是選擇整顆完整營養的穀類（如糙米、五穀米、全麥麵包等）來作為主食。

精製過的澱粉類食物（如白米、白麵條等）雖然口感滑嫩，但原先包含在穀糠、胚芽裡的維生素、礦物質與纖維質卻已被丟棄，剩下的僅是熱量來源的澱粉。

此外，營養學家也發現，選擇全穀類食物作為主食，不僅可以預防心臟病與部分癌症，還能降低罹患疾病的風險。以口感來說，全穀類食物不但有嚼勁，也比精製食品更加美味。現在，你是不是也考慮要以全穀類食物來作為主食呢？

## 八、多攝取初榨冷壓橄欖油

橄欖油是單元不飽和脂肪酸，提供人體健康的膽固醇指數，並有助減少心血管疾病的發生，比起一般市售沙拉油、葵花油，橄欖油更易於人體吸收，對健康也更有幫助。

選購橄欖油時，一定要認明初榨冷壓橄欖油（Extra Virgin Olive Oil），這是橄欖採收後經過第一道壓榨所得到的油。由於完全沒有經過加工精製，因此所含營養最豐富，品質最佳。料理時，可將橄欖油直接淋在生菜上，再加入些許香料調味，就是道地的龐德美食。

## 九、大量攝取洋蔥及大蒜

洋蔥及大蒜不但具有強化心臟的抗氧化能力，同時也是地中海飲食中的要角。在古代，許多文明國家都把大蒜作為增強體力的食物來源。大蒜不但具有降低膽固醇、殺菌、強化心臟等功能，還可以防止血液凝結，稀釋血液濃度，降低血壓。

大蒜及洋蔥皆含豐富硫化物，可幫助身體代謝致癌物質，對抗發炎，有效降低高血壓。而洋蔥也被視為預防骨質疏鬆最有效的食物。所以，從現在開始，你的飲食中是否也該多以洋蔥及大蒜調味呢？

德國一項研究發現，攝取含有洋蔥及橄欖油成分的膠囊（四顆「洋蔥－橄欖油膠囊」相當於一天吃二‧五公克的新鮮洋蔥）五小時後，收縮壓降低了七毫米汞柱（mmHg），舒張壓降低了三‧一毫米汞柱（mmHg），效果相當明顯。

研究尚且發現，「洋蔥－橄欖油膠囊」具有舒張血管的作用。一旦血管舒張，就能提高血液流量，自然就能降低血壓。因此，在你的餐盤中加入多些洋蔥和青蔥，就是一個降低血壓、預防中風和心臟病發作的好方法。

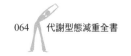

一項芬蘭大規模研究顯示，芬蘭人會從飲食中攝取黃酮類（來自洋蔥和黃豆製品）。而另外一項歐洲研究顯示，年齡介於六十五到八十四歲的荷蘭男人，只要攝取較多洋蔥，就能降低罹患心臟病和猝死症。

### 十、適量飲用紅酒及綠茶，可獲取豐富的多酚類

研究公認，適量飲用紅酒及綠茶，有助抵抗冠心病。它們都能抵抗傷害人體的自由基，對於預防心血管疾病的功效也相當卓著。

有關紅酒及綠茶的研究報告多不勝數，從抗老、抗癌、預防高血壓，到降低膽固醇、提高免疫力等數之不盡。因此，從現在開始，請減少飲用咖啡，並改喝綠茶，或在餐中適量飲用紅酒。

想知道自己成為龐德先生或女郎的機會有多高嗎？建議你配合《代謝型態減重全書練習本》【3-1 自我檢測：龐德飲食量表】的練習，評估目前的龐德飲食執行頻率吧！

### 每天都要「龐德」一下

「龐德飲食」不僅是種飲食習慣，也是一種生活態度，它代表你善待自己身體、給予身體最需要的養分，當然身體自然也會回報給你最健康的功能。

當你享受龐德飲食的同時，也會慢慢發現身體變得既健康又充滿活力。建議你，無論每天再怎麼忙碌，也要為自己的食物嚴格把關。

### 一、攝取新鮮蔬菜、水果

養成每天至少攝取一種新鮮水果、三種新鮮蔬菜的飲食習慣。選擇在地、當令食材，不只營養，也很新鮮。

## 二、攝取深海魚類

每天攝取約手掌大小的魚肉，但請避免煎、炸等烹調方式，並盡可能選擇鮭魚、鮪魚、鯖魚等深海魚類。

## 三、攝取洋蔥、大蒜

每餐加入二至三瓣生大蒜，或在沙拉中加入半顆洋蔥。外食時，請選擇含有洋蔥的料理。

# 小心食物陷阱，深度解讀食品標示

現今全球人口數與日俱增，糧食短缺問題日益嚴重，為解決全球糧倉問題，基因改造食物崛起，是福是禍，見人見智，尚未定論。倒是黑心食物到處充斥，時有所聞，每隔一段時間就有媒體爆料駭人聽聞的恐怖製造過程，使得我們非得正視飲食危機。而「如何選擇優質食物」已是現代人首要學習的課題。

所謂「優質食物」就是新鮮、完整、不加工的食物。唯有優質食物才能使我們代謝順暢，讓身心獲得平衡，體重也會維持在最理想的平衡狀態。但偏偏愈來愈多人對「新鮮食物」和「加工食品」的認識不清，認為只管方便取得，好吃就好。

比方說，東方人愛吃豆類製品，台灣人也包含其中。你應該喝過新鮮豆漿，不論甜或鹹，都能吃到它的好滋味，也能同時攝取植物性蛋白質的營養。

但你應該也看過新鮮豆漿如果沒有一天內飲用完畢，在二十五度的室溫下可能會發酸、凝結變成豆花狀，這是因為黃豆含有油脂，經氧化後容易產生油耗味（Rancid，一種油脂接觸空氣後所產生的異味）。

如果你了解這個狀況，我們進一步要討論的是，用黃豆製成的新鮮豆腐在

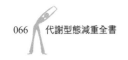

四度以下的低溫冷藏可以置放三天；做成豆干，大約可以置放七天。但恐怖的是，如果做成各式各樣的零食豆干，如一包標示含有符合國家標準防腐劑劑量的沙茶豆干，在常溫未開封的狀態下，即使超過食品標示有效期限二年以上，仍看不出任何壞掉的跡象，連一點點發霉的現象都沒有。你是否能想到這其中所傳達出的健康危機呢？

再舉一例，處理地震災害的求生物品中，市售洋芋片已被列入必備清單。有趣的是，市售洋芋片的用途除了食用外，因為洋芋片含有高量油脂，所以還可作為燃燒照明用。這個燃燒洋芋片所代表的意義，和電視上俊男美女用來傳達情意的浪漫洋芋片可是大相逕庭。

仔細閱讀零食類的食品標示你會發現，油脂多半寫的是「植物油」。但奇怪的是，我們認識的植物油在常溫下不是應該是液態的嗎？原來，這些植物油為了方便保存及增添美味，已經經過「氫化」處理，而變成如動物油結構般的「飽和脂肪」。

雖然飽和脂肪在高溫油炸時較為穩定且香氣十足，還可以久放，但卻是心血管健康的殺手。如果你害怕肉類食物所含飽和脂肪會造成心血管疾病，那麼現今已有諸多臨床研究證實，這些人造加工油脂對心血管健康的傷害更甚於動物性脂肪。事實上，只要不過量攝取，未受汙染且新鮮的動物性脂肪遠比加工油脂健康多了。

現在，你已經開始警覺到壞食物是如何隱藏在你所不知道的食品當中了嗎？


## 認識好油與壞油

我們都知道，脂肪的熱量很高，但脂肪家族中，也有一些是對人體健康有幫助，或是身體不可或缺的營養成分。

比方說，「磷脂質」是構成腦、神經組織等的重要物質；「膽固醇」是構成細胞膜及部分荷爾蒙的重要成分；「Omega-3 脂肪酸」（如 DHA 與 EPA）則具有抗發炎、抗凝血、降低膽固醇等多重保健功效。

由於油脂熱量很高，所以一般想減肥或是患有心血管疾病的人會認為油脂最好都不要碰，但這個觀念是錯誤的。

攝取油脂的重點在於應攝取足夠的健康好油，懂得認識並避開壞油脂，但絕對不是所有油脂都該排拒在飲食之外。一旦缺乏有益健康的好油，也會誘發諸多疾病的發生。

### 好油脂

**一、富含必需脂肪酸（亞麻油酸、Omega-3 脂肪酸）的油脂**

如未經油炸的腰果、核桃等核果類食物本身所含的油脂、魚油或亞麻仁油。

**二、未精製加工的油脂**

如初榨冷壓橄欖油（Extra Virgin Olive Oil）。

### 壞油脂

**一、製加工的油脂**

所謂「精製」是因為油經二百五十度的高溫高壓處理，過程中不但會使油脂氧化變性，還會產生較多反式脂肪酸。

反式脂肪酸已被證實會增加體內壞膽固醇，嚴重危害心血管健康，最好避免攝取。但又因精製加工後的油脂可延長保存期限，所以超市一般所販賣的油脂大多屬於精製油脂。

**二、氫化**

「氫化」是另一種油脂加工方法，目的是將液態植物油轉變為固態油脂，

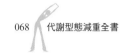

以方便使用。如人造奶油，或用來製造餅乾、糕點所用的酥油等都是經過氫化的油脂。和精製油脂一樣，經由氫化後的油脂也會產生反式脂肪酸。

### 三、肉類中的脂肪

現今牲畜多飼養在狹小欄舍裡，為避免動物染病或加速動物生長，常會注射抗生素或生長荷爾蒙。而這些有害身體的物質多半儲存在脂肪裡，所以攝取肉類時，最好除去脂肪。

### 四、油炸食物及反覆多次油炸的炸油

油脂經過多次高溫油炸，會產生反式脂肪酸及致癌物。且油炸次數愈多，對身體的傷害就愈大，所以最好少吃回鍋油或油炸食物（如鹽酥雞、薯條或油條等）。

## 第三招　確實執行「龐德飲食」與挑選好食材

「龐德飲食」最重要的第一步，就是從購買食材開始。若能邀請家人、朋友一同參與計畫，將能幫助你確實落實減重計畫。

選購食材前，請先檢視家中冰箱及食品儲藏櫃，再依「健康購物原則」列好清單，就可避免不必要的囤貨以及金錢的浪費。

所謂「健康購物原則」有以下五點參考事項：

一、「無論美味或營養，新鮮永遠是最好的」，因此請購買新鮮而非加工過的食材。蔬果以符合當地、季節性盛產之蔬果為第一優先考量，不但營養且符合經濟。
二、不過度購買調味料，避免烹調時太過依賴。
三、詳細閱讀食品標籤，避免購買含有糖、鹽及防腐劑的食品。如三合一的咖啡包、奶茶包、各種含砂糖的穀類沖泡粉，以及鋁箔包或保特瓶等含

糖飲料。

四、不買「白色食物」或將數量減到最低。如白米、白麵粉、白糖、白麵條、速食麵（泡麵）、白麵粉做的餅乾（夾心餅乾、奶酥餅乾）、麵包或布丁粉等。

五、下定決心拒絕罐頭類食品。如速食湯包、濃湯罐頭、水果罐頭、魚肉和肉醬罐頭、義大利麵及其醬汁、各式沙拉醬、各式醬菜、花瓜和豆腐乳等。

想要吃到優質食物一定要先有「選購好食物」的能力。建議你配合《代謝型態減重全書練習本》【3-2 思考演練：正確選購並吃對優質食物】的練習，了解自己是否已經成為食材選購達人！

## 龐德飲食 ── 早餐／輕食 DIY 食譜範例

「龐德早餐」的製作方法相當快速、簡單，不需特別烹煮，也不用加上特殊調味，只要選擇新鮮、優質食材，十五分鐘就能做出如天堂般的美食。

即使無法餐餐執行龐德飲食，只要運用龐德飲食的十項原則，也能讓細胞獲得充沛能量，午餐及晚餐自然能得到控制，體重就會跟著下降。

# 龐德納豆手捲

龐德<br>飲食**1**

材料：納豆一盒、海苔數片、蘿蔓Ａ菜數片、苜蓿芽一盒、
蓮霧一顆（可以其他當季水果替代）、洋蔥、大蒜少許

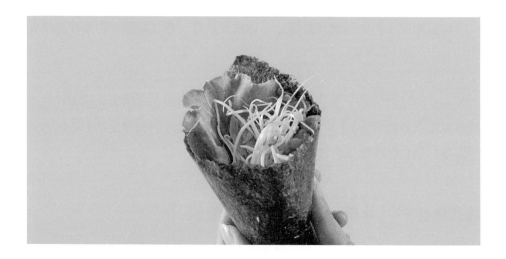

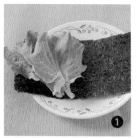 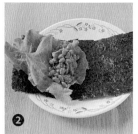

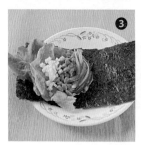 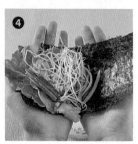

❶ 海苔片取適量大小鋪於
底層，取適量蘿蔓Ａ菜
鋪於海苔上方。

❷ 於蘿蔓Ａ菜上，塗抹適
量納豆。

❸ 接著再放上洋蔥、少許
大蒜及蓮霧切片。

❹ 最後加入適量苜蓿芽，
由左下向右上捲起即可。

## 龐德生菜沙拉

龐德飲食 2

材料：蘿蔓 A 菜數片、苜蓿芽一盒、燻鮭魚片、小番茄數顆、洋蔥、大蒜少許、初榨冷壓橄欖油、黑醋、綜合堅果

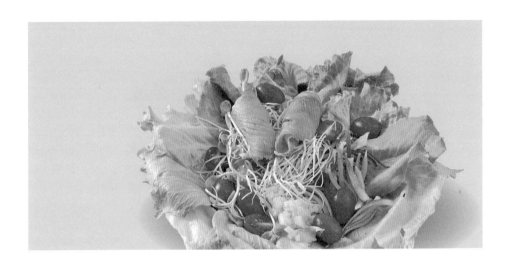

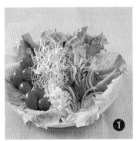
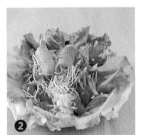
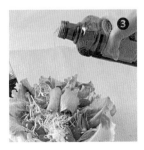
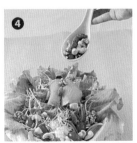

❶ 將蘿蔓 A 菜、苜蓿芽、小番茄洗淨，瀝乾後鋪於盤上，並加入適量洋蔥、大蒜。

❷ 將燻鮭魚（或燙熟的鮭魚片）平均分布在蔬菜上方。

❸ 淋上適量橄欖油及黑醋。

❹ 最後撒入些許綜合堅果即可。

## 龐德飲食 3 龐德全穀三明治

材料：雜糧麵包一個、蘿蔓 A 菜數片、西生菜數片、苜蓿芽一盒、
五花肉片一盒、洋蔥、大蒜少許、香菜少許、和風芝麻醬、
奶油（或堅果醬）適量

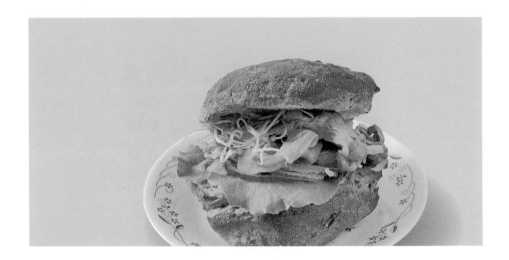

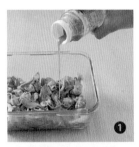
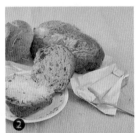
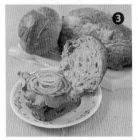
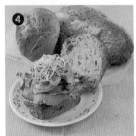

❶ 先將五花肉片燙熟，加入蒜末、洋蔥丁、香菜及和風芝麻醬，攪拌備用。

❷ 取適量大小之雜糧麵包，塗抹 1～2 茶匙的奶油（或堅果醬）。

❸ 將蘿蔓 A 菜、西生菜、洋蔥洗淨後，瀝乾鋪於麵包上方。

❹ 最後再鋪上❶的肉片及苜蓿芽即可。

　　「龐德飲食」不只是飲食習慣，也是一種生活態度。只要你善待自己的身體、給予身體最需要的養分，身體就會回報給你最健康的功能。建議你配合《代謝型態減重全書練習本》【3-3 生活落實：體驗代謝型態龐德飲食】的練習，每天至少要做到「龐德飲食」中的五項原則喔！

# 心理師的小叮嚀

## 餐前攝取蔬果，有助戒斷零食

「龐德飲食」的第一項原則是「每日攝取五至九份蔬菜、水果」。蔬果富含多種維生素、礦物質、纖維素以及抗氧化物質，這些營養素對身體健康及有減重需求的人來說，相當具有幫助。

尤其是蔬菜，既無過多熱量，又能攝取各類營養素。但現代人常認為口味重的肉類、零食才稱得上美味，久而久之，非但沒有攝取足夠營養和纖維素，還使得健康出現問題，在這種情況下，想減重當然不容易。

無論你是屬於蛋白質型、碳水化合物型還是混合型的代謝型態，蔬菜都是非常重要的食物，因為它的熱量低，營養價值卻極高，即使大量攝取，也不會破壞營養比例的平衡。

可是，雖然很多人知道蔬果對健康的好處，卻還是對它提不起興趣。想要改變口味真的那麼困難嗎？

當然不會！只要遵循下列兩種方法，不僅能聰明攝取蔬果，還能改變以往對重口味食物的喜愛。

### 一、餐前優先攝取蔬果

蔬果含有豐富消化酵素，餐前先吃蔬果不僅有助消化，以心理學的角度來看，更是培養喜歡蔬果的重要關鍵。因為，「極度渴望後的滿足會增強你的愉快感受，讓你更喜歡這種食物」。

換言之，當你愈餓的時候，吃到的食物也就愈好吃，而這個好吃的經驗會讓你更加喜愛這種食物。這也可以解釋為什麼許多人會把零食當成自己的優先選擇，因為一次又一次飢餓後的滿足，會增強對零食的喜愛。一旦習慣建立，你又怎麼會想到清爽可口的蔬果呢？

因此，我們要反其道而行。從現在開始，請在每餐開始前先吃蔬果，剛開始或許並不習慣，但別忘了「最餓時吃的東西最好吃」，一段時間後，你肯定會慢慢喜歡上蔬果。

此外，餐前先吃蔬果的另一個好處，是你已經先把好的食物吃進肚子裡，自然就會排擠垃圾食物存在的空間。

## 二、讓好食物隨手可得

飢餓時，請斷絕「先以零食止飢」的想法，前文中我們介紹的龐德點心就是很好的選擇。

可針對自己代謝型態，平時家中就預先準備一些簡單食材。比方說，蛋白質型人可以製作燻鮭魚生菜捲、龐德納豆手捲；碳水化合物型或混合型人可以製作龐德生菜沙拉、全穀三明治。「龐德飲食」不但美味，比起餅乾、蛋糕或者炸雞也絕對健康得多。

下次到賣場或便利商店時，請提醒自己遠離零食、冷飲或冰品的誘惑。如果真無法抵擋零食誘惑時，請規定自己先喝一杯水，再吃健康小點心，要是真的還是很想吃時再酌量食用。只要懂得技巧，很多不好的誘惑也很容易克服。

# 4 打破減重的瓶頸——
# 聰明選擇保健食品

「吃或不吃保健食品」早已不是是非題，
而是共同生活在地球上的我們，一起要面對的重要申論題。
因為，「正確攝取保健食品可以促進代謝，加速減重過程；
但吃錯保健食品，卻比不吃還糟糕！」
本章將與你一同進行深度探討。

## 你吃對保健食品了嗎？

究竟「吃或不吃保健食品」該從何探討？接下來，我們就以「5W」來區分一般民眾對於保健食品的理解階段

- What　什麼是保健食品？
- Why　為什麼要吃保健食品？
- Who　誰該吃保健食品？
- When　何時該吃保健食品？
- How　如何吃對保健食品？

多數人對「保健食品」的認識多停留在前面四個 W，但其實最重要的，是第五個 How 的「如何吃對保健食品」。對於愈來愈重視保健食品的現代人來說，必須深入了解，才能與世界保健食品潮流接軌。

根據尼爾森公司（AC Nielsen）的一份調查顯示，台灣人一年可以吃掉八百四十億元的保健食品。金額之高，幾乎等於建造兩座杜拜塔的費用。

看到這裡，你是否對國人強大的保健食品需求感到不可思議？

但即使已有如此廣大族群在服用保健食品，是否代表他們就懂得「保健食品的定義」以及「如何吃對保健食品」呢？據了解，對保健食品一知半解甚至一無所知的消費者仍占多數。

一般來說，常人對「保健食品」的心態有下列三種：

### 一、因身體健康問題而服用

認為保健食品就如同藥丸，具有療效，可以改善疾病、減少病痛，且副作用低，甚至沒有副作用。

### 二、認為三餐正常最重要，吃保健食品是多此一舉

他們多是「天然飲食」的奉行者，或許也曾親身經歷、目睹親友遭受保健食品的危害，所以認為只要把三餐吃好，就沒有必要攝取保健食品。

### 三、可預防疾病，為身體保健而吃

雖然這個族群的人數不多，但他們肯定對保健食品有一定程度認知，才會在身體強健的狀況下，仍舊持續攝取保健食品。

無論你是屬於何種心態，我們都有必要深入了解「如何正確服用保健食品，以促進身體代謝」。因為，吃錯保健食品比不吃更糟糕。同時，也能幫助一些對保健食品存有疑慮的朋友，提供更多正面及負面的資訊和理由。

「吃或不吃保健食品」早已不是是非題，而是共同生活在地球上的我們，一起要面對的重要申論題。

美國代謝型態檢測權威威廉・林茲・沃爾科特（William L. Wolcott）指出：

「我們的食物早已不像從前。如果現今食物能完全提供人體所有必需營養素，我們的確能輕易並維持良好健康。但事實上，幾乎現今所有食物已不像一千年、一百年前，甚至五十年前的品質！食物的儲存方式、加工過程及防腐處理等，常嚴重剝奪食物本身的營養價值。拜現代科技之賜，雖然有了使食物早熟、收穫更豐的技術，卻用盡土壤中的營養素，破壞它供給我們食物最原始且自然的質地。」

《美國醫學會雜誌》（JAMA）也指出，「多數人並無法從日常飲食中，攝取到適量維他命，明智的成年人都需要補充維他命。」

現代生活中，環境處處都充滿著毒素與自由基的危害，就連食材品質也已不同於早期。身處在高度壓力的環境之下，必需營養素已無法從飲食中獲得。但即便如此，我們仍有必要客觀且進一步地檢視「保健食品」。

現代人為補充每日膳食營養，已有攝取維他命補充劑的習慣，但維他命補充劑的選擇和應有劑量，一直是個具爭議的話題。

根據最新醫學研究顯示，服用過多維他命，不僅對健康沒有幫助，反而有害。身體健康的人定期服用維他命 A，還會增加十六％的死亡風險。

此外，某些維他命還會干擾人體自然代謝運作機制，必須謹慎攝取。盲目地跟隨潮流攝取，並無法解決自身營養問題。

人體必須靠吸取天然營養素來維持，但市售的維他命礦物質補充劑，多為化學合成物。若維他命製劑可以取自天然蔬果、礦物質可以取自植物來源，

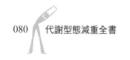

不僅易於人體吸收，同時也是人體需要的型態。化學合成的製劑，並非適合人體生理的消化吸收，甚至服用過量，還會影響肝腎代謝功能。

　　學會正確攝取營養並懂得判斷科學性的優質保健食品，是現代渴望健康的人們最需要做的事。

## 吃對適合自己的保健食品

### 什麼是保健食品？

　　你真的認識保健食品嗎？它是食品的替代品，還是治療疾病的藥品？想要吃對適合自己的保健食品，必須先做到下面三件事：

一、確定自己真的認識保健食品的含意。
二、確定自己知道保健食品的優點。
三、確定自己的營養指數。

　　首先，你必須徹底了解「什麼是保健食品」、知道自己「為何而吃」？或許，從字面上看，你會以為「保健食品」是「吃了可以保健的食品」，那麼「健康食品」不就是「吃了會健康的食品」嗎？

　　為了更清楚知道「保健食品」與「健康食品」定義上的差別，我們採用行政院衛生署正式公告的定義。

　　「保健食品」為一廣泛性名詞，取材自天然食品，可製成粉狀、膠囊、錠狀等劑型，提供人體營養素，促進人體健康並降低疾病罹患率。包括健康食品、機能性食品、特殊營養食品等，皆屬「保健食品」範圍。

　　而「健康食品」則根據民國八十八年衛生署制訂的「健康食品管理法」，將其定義為「具有保健功效之食品」。所謂「保健功效」是指能增進民眾健康、

## 保健食品與食品、藥品的差別

|  | 食品 | 保健類食品 | 藥品 |
|---|---|---|---|
| 研究分類 | 生理學 | 病態生理學 | 病理學 |
| 生理狀態 | 健康期 | 半健康期 | 疾病期 |
| 用途 | 提供營養、滿足感官、生理調節 | 增進人體健康 | 診斷、預防、治療、減輕疾病 |
| 管理重點 | 衛生標準 | · 一般保健食品不含療效<br>· 健康食品訴求療效明確 | 療效與不良作用的降低 |
| 核准字號標示 | 衛生署字第○○○○號或不做任何標示 | 國產健康食品為衛生署健食第○○○○號 | 揭露<br>1. 國產藥品為衛生署第○○○○號。<br>2. 進口藥品為衛生署輸入字第○○○○號 |

降低疾病危害風險，且具有實質科學證據的功效，但非屬於治療、矯正人類疾病的醫療效能。

簡單說，健康食品具有保健功效，但不具療效。目前正式公布可申請為「健康食品」的功效有免疫調節、調節血脂、改善骨質疏鬆、調整腸胃、牙齒保健、調節血糖、護肝、抗疲勞、延緩衰老、促鐵吸收、調節血壓、輔助調整過敏體質、不易形成體脂等。如未經合法申請以上各項具保健功效的保健類食品，不得宣稱有調節及改善人體生理的功能。

我們日常吃的五穀雜糧、魚肉蛋豆、動植物性油脂及蔬菜水果屬於一般食品。如果將這些食物，利用食品科技或生物科技，經由萃取、研磨或任何一種形式加工製成膠囊、錠狀或粉末狀的食品，提供人體營養素，作為增進人體健康及降低疾病罹患率的，統稱為「保健食品」。

將「保健食品」進行動物或人體試驗，確定具有某種保健功效時，經向行

政院衛生署申請通過，並獲頒健康食品的「小綠人」認證時，才可宣稱為「健康食品」。

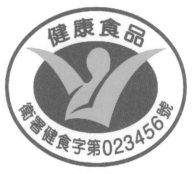

我們可在這類保健食品瓶標上，看到「健康食品」字樣及標示核可通過的保健功效。比方說，本保健食品服用後具有降低膽固醇、調節腸胃等功效。

▲ 行政院衛生署健康食品標準圖樣

相信各位讀者現在對於一般食品、保健食品、健康食品及生病時由醫師或藥師開立的治療藥物有了較為具體的認知。接下來，你必須再次確認服用保健食品的理由。

### 一、每個人基因對於營養素的需求是廣泛且不同的

比方說，針對某一特定營養素，可能會依個人狀況出現二倍、五倍，甚至是十倍之差。若想滿足這廣泛差異性的需求，只靠食物是很困難的。

### 二、忙碌的工作生活型態，容易讓人草率解決三餐

無論你是外食族，還是習慣一邊工作一邊吃飯，或是喜歡旅遊等，常常會破壞先前努力維持的飲食計畫。

### 三、不理想的健康狀況會影響食物消化及吸收能力

在這種情況下，如果你所攝取的食物已經缺乏營養，吃下去的食物又只有部分被消化，消化的部分又只有少數被吸收，那麼勢必得吃下更多食物來補償因不良消化和吸收所造成的營養缺乏。

### 四、忙碌且快速步調，使得每個人的壓力指數較過去提升許多

就連空氣、飲水和食物中都含有難以置信的毒素量，使得身體對營養素（並非熱量）的需求大幅提升，而這些營養素就是其生化結構能為人體所接

受，且對現代生活挑戰具有補償性的營養素。

由上述四點可知，「獲取每日足夠營養素」並不等同於「獲取適合個人代謝體質的最適營養素」。

近百年來，我們看到各種慢性疾病毫不留情地侵襲全世界。這顯示了，只滿足「吃飽」的需求並不足夠，因為多數人並未認清什麼是適合自己的「最適營養素」。即使你每天認真服用各類保健食品，但如果不懂得挑選，那可是比不吃更糟糕。

### 保健食品的優點

究竟，「保健食品」能提供當今面臨的健康及減重困境哪些好處？這些以膠囊、粉狀、錠狀等形式呈現的「保健食品」，其實是來自多種不同營養素的濃縮品，可以補充我們飲食中不足的部分。

比方說，臨床證實，「卵磷脂」可幫助大腦記憶，對於預防「阿茲海默病」（俗稱老年失智症）具有一定效果。但一般來說，卵磷脂普遍存在於蛋黃、大豆及魚類中，可是有些人會因為過敏、膽固醇高等因素而放棄食用蛋製品，有些人則會因為痛風而不敢攝取豆類製品。這時，只要利用食品科技將卵磷脂從食物中萃取出來，就能幫助這些無法從食物中正常攝取的族群如願，甚至還能避免過敏、高膽固醇及尿酸過高等危險。

除了上述優點之外，保健食品還可提供下列好處：

### 一、補充營養，攝取每日所需營養素

食慾不振時，基礎保健食品可協助你獲取足夠營養素，避免吃下一堆不必要的食物。

## 二、有效代謝，幫助身體獲取所需營養過程

透過生化代謝，幫助身體特定系統獲取所需營養素。

## 三、萃取營養，避免因食物產生過敏或不良反應

「保健食品」可避免因消化不良或食物過敏所引發的問題，也可快速且輕易地獲取營養素。甚至，一些需靠大量食用也不見得能獲得的營養素，也能透過保健食品來攝取。

## 四、均衡營養，補充因忙碌而缺乏的營養素

由於忙碌的工作及生活型態，致使現今上班族、外食族不容易完整吃到天然且健康的食物。這時，藉由「保健食品」便可補償他們在飲食中所缺乏的營養素。

## 五、修復身體，促進、取代及支持身體運作

只要是適合個人獨特代謝體質的保健食品，不僅可以提供身體進行修復所需的營養，還可以取代身體某些效能不彰的狀況。如「鹽酸」（HCL）補充品可暫時解決胃酸分泌缺乏的問題，如果沒有足夠的鹽酸，會影響身體消化及吸收有用的營養素（尤其是礦物質）。

## 六、因人各異，訂定個人專屬營養需求

從身體化學平衡的觀點來看，保健食品可考慮根據「個人不同代謝體質」來設計，著重在修正每一個體基礎代謝系統所產生的不平衡。

### 了解自我減重營養指數

「肥胖」是種「細胞代謝失衡」的現象，通常和長期飲食習慣有關，這時更需要藉由正確攝取保健食品來幫助代謝順暢。只要減重者攝取身體所需營養素，就能有效進行減重計畫。

我們得再次強調，對於渴望減重的人來說，減重過程是一連串壓力。過程

中除了需要「體力」及「耐力」來克服外，還要有「健全骨骼」來支撐過重體重，而這些都必須從建造全身六十兆細胞、使成為一個有效運作的代謝機體開始，然而這全仰賴你是否提供它們優質的營養素。

　　我們衷心希望你知道「為何而吃」及「是否吃對」。在正確食用保健食品的同時，也能有效促進身體代謝，讓減重過程更為輕鬆。

　　為了讓你能檢視自我減重的營養指數，了解身體所需營養成分，請利用下列「減重營養指數迷你測驗」作為初步推測身體營養指數的參考，並記錄在《代謝型態減重全書練習本》【4-1 自我檢測：你的營養指數夠嗎？】中。

### 減重營養指數迷你測驗

01 每日蔬果攝取份數
　　（一份蔬菜＝一個咖啡杯盤大小；一份水果＝ 1 個拳頭大小）
　　Ａ 2 份以下　　　　　　　Ｂ 3 ～ 5 份
　　Ｃ 5 份以上

02 一週外食次數
　　Ａ 15 次以上　　　　　　Ｂ 7 ～ 14 次
　　Ｃ 1 ～ 6 次

03 平常油炸食物攝取程度
　　Ａ 每天一定要吃　　　　　Ｂ 平均 2 ～ 3 天一次
　　Ｃ 幾乎不碰

**04 平時的咖啡攝取量**

Ⓐ 每天 1～2 杯或更多　　Ⓑ 每週 2～3 杯或更多

Ⓒ 幾乎不喝

---

**05 平時曬太陽的頻率**

Ⓐ 完全不曬太陽　　Ⓑ 走路時有曬到太陽就好

Ⓒ 熱愛陽光

---

**06 平時做運動的頻率**

Ⓐ 沒時間，也不想做運動　　Ⓑ 一週運動 2～3 次，或上健身房

Ⓒ 每天一定運動或上健身房

---

**07 對甜食或含糖飲料的熱愛程度**

Ⓐ 每天都會吃 1 次　　Ⓑ 一週 2～3 次

Ⓒ 完全不碰

---

**08 每天平均睡眠時間**

Ⓐ 平均一天少於 6.5 小時　　Ⓑ 平均一天 6.5 小時

Ⓒ 平均一天 6.5 小時以上

---

**09 睡眠品質的優劣程度**

Ⓐ 睡眠品質差　　Ⓑ 睡眠品質中等

Ⓒ 睡眠品質好

10 平時的生氣頻率

   A 每天都處在生氣（或想生氣）狀態

   B 一週生氣 1 ～ 2 次或更多　　C 幾乎不太會生氣

## 【分數計算】

選A者，得 1 分；選B者，得 2 分；選C者，得 3 分

## 【你的維他命營養指數】

| 題號 | 得分 | 燈號 | 貼心叮嚀 |
|---|---|---|---|
| 01 ～ 03 | 3 | 紅燈 | 減重者需特別補充綜合維他命及礦物質，同時也需要加強維他命 A、C、E。 |
| | 4 ～ 8 | 黃燈 | 尚可，但建議需每日補充綜合維他命及礦物質！ |
| | 9 | 綠燈 | 非常棒，請持續維持每日攝取五蔬果！ |

## 【你的骨質含鈣指數】

| 題號 | 得分 | 燈號 | 貼心叮嚀 |
|---|---|---|---|
| 04 ～ 07 | 4 | 紅燈 | 你有骨質疏鬆的危險！請補充鈣片、增加曬太陽次數、禁喝含糖飲料！ |
| | 5 ～ 10 | 黃燈 | 你的骨質正面臨流失的挑戰！請補充鈣片、增加曬太陽次數、進行代謝型態運動（參考第五章）！ |
| | 11 ～ 12 | 綠燈 | 你的骨骼健康，請持續進行每日曬太陽及代謝型態運動！ |

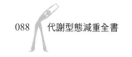

## 【你的免疫力指數】

| 題號 | 得分 | 燈號 | 貼心叮嚀 |
|---|---|---|---|
| 07 ～ 10 | 4 | 紅燈 | 你的身體在發炎，需要補充綠藻、靈芝、益生菌等有助提升免疫力的保健食品，同時每天睡足 6.5 小時，避免睡前看電視。 |
| | 5 ～ 10 | 黃燈 | 你會時常感到疲倦。建議補充綠藻、靈芝、益生菌等有助提升免疫力的保健食品，並充分休息。 |
| | 11 ～ 12 | 綠燈 | 你是健康寶寶，但仍建議需補充綠藻、益生菌等來維持你的免疫力！ |

# 優質營養素具有改變代謝的力量

### 如何選擇優良保健食品

許多人在吞服保健食品的同時，除了開水之外，還會帶著一股莫名的信心及期待，認為「有吃有保佑」，就連出國旅遊、商務出差都不忘隨身攜帶，甚至比三餐進食都還要更為規律。

過去二十年來，國內保健食品曾發生幾項重大「烏龍事件」。比方說，標榜整腸健胃的酵素保健食品，在銷售狂升、廠商供應不及的情況下，竟把豬飼料混入產品繼續銷售，此惡行經新聞媒體揭露後，當然這家公司的名聲及業績一落千丈，不久後隨即消聲匿跡。

另一則同樣引起關注的「沙拉油事件」，事件主角是多人熟悉的「大蒜精膠囊」，同樣遭媒體揭露膠囊內裝的不是可以提高免疫力、增強體力的大蒜精，而是沙拉油。

近年還曾發生因過度服用保健食品，險些爆肝喪命的事件。面對這些事件，也讓我們深刻體悟到「消費者覺醒時代已經來臨」。享受優質健康生活是

我們的權利，每個人都有免受黑心食品荼害的自由。知識產生力量，真理勝於雄辯，透過積極學習正確知識，才能擁有選擇適合自己保健食品的能力。

經過多年研究，我們提出三項方法作為選擇優質保健食品的參考。

### 一、購買前請「認清包裝說明」

此為篩選任何保健食品的必要步驟。凡是優良保健食品，從食品外標示便可初步判斷。

### 二、真正去「吃」保健食品

做到真正用嘴「咀嚼」保健食品。只要多加練習，任何人都能學會辨別優良保健食品。

### 三、了解自己「代謝型態」後再吃

只要了解自己的「代謝型態」，就能更正確地攝取保健食品。

接下來，我們就進一步說明三項方法的具體內容。

### 一、購買前請「認清包裝說明」

「保健食品」的優劣與否，端視廠商的製造過程。相關食品標示、營養素的成分與劑量，以及攝取量和使用方法、禁忌等，須符合當地政府機構訂定的法規。

現今世界各國為了方便貨物流通，有關保健食品的標示規定，大多已採用規格一致的標示格式。所以，選擇保健食品的第一步驟，就是要詳細閱讀食品標示。標示得愈清楚，也代表廠商願意公開資訊及負責任的態度。

下列是行政院衛生署對於《健康食品管理法》第十三條規定「健康食品應以中文及通用符號顯著標示下列事項於容器、包裝或說明書上」所提出的食

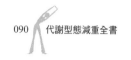

品標示規格。當你在選擇保健食品時，請具體檢視以下食品標示中的各項目資訊，並確實認知它的意義。

01. 品名

02. 內容物名稱及其重量或容量；其為兩種以上混合物時，應分別標明

03. 食品添加物之名稱

04. 有效日期、保存方法及條件

05. 廠商名稱、地址。輸入者應註名國內負責廠商名稱、地址

06. 核准之保健功效

07. 許可證字號、「健康食品」字樣及標準圖樣

08. 攝取量、服用時應注意事項及其他必要之警語

09. 營養成分及含量

10. 其他經中央主管機關公告指定之標示事項

## 二、真正去「吃」保健食品

過去，我們習慣用「吞服」的方式攝取保健食品；現在，你可以試著改用「咀嚼」或「品嘗」的方式來試吃保健食品。這點非常重要，因為這有助於我們判別保健食品的真偽！

如果食品標示是我們熟悉的成分，那麼即使製成粉末或錠狀，特別當它標榜是「萃取自天然食材」時，我們的味覺是可以辨識出來的。

比方說，葡萄籽 OPC（Oligomeric Proanthocyanidins）萃取物是種口感苦澀的粉末；蔓越莓果實的口感同樣非常酸。如果想將這類食材製成飲品，為了克服酸澀不易入口的缺點，通常需要加入某種程度的糖，才能調出口感易被接受的飲料。但若能保有原色、原味，不添加任何人工色素，仍不失為一優良保健食品。

我們曾打開某廠牌的蔓越莓膠囊發現，裡頭的蔓越莓粉末含量既不多，也無蔓越莓應有的艷紅色澤，反倒偏白，這是因為摻了糖粉的關係。雖然蔓越莓的口感酸澀，但既已製成膠囊吞服，又何需添加糖粉呢？

再舉一例。因「魚油」具特殊魚油腥味，容易以嗅覺判斷，所以大多會製成軟膠囊的形式販售。若想判別魚油優劣，建議你可以將軟膠囊割開，將內容物擠在白色面紙上，觀察其顏色、味道及擴散速度，藉此判斷濃度含量，避免買到以沙拉油填充的黑心商品。

一些宣稱品質優於他牌的廠商，你更可以利用這種方式，讓自己免於遭受矇騙上當的危機。這也是為什麼我們會建議你要真正去「咀嚼」及「品嘗」保健食品的原因。

如果你想藉由保健食品獲得健康，那麼你更不可以省去這個步驟。即便你只想把吃進保健食品後的風險全部交由腸胃或肝腎處理，那麼至少你得先幫它們把關，確認自己吃進體內的是「真正的」保健食品。

接下來，我們將告訴你如何替自己做好各種保健食品的把關，透過「咀嚼」及「品嘗」的方式判別保健食品優劣，正確守護自己的健康。

## 保健食品 1　錠狀類型

如綜合他命、維他命礦物質……。

- 取「化學合成」及「植物萃取」的維他命礦物質各三分之一顆,放入口中咀嚼十秒後,仔細觀察口中的變化。

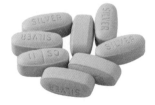
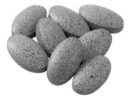

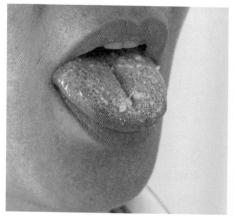
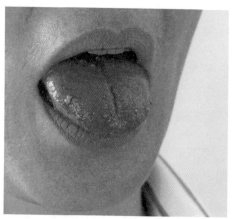

- 若是「化學合成」的維他命礦物質,口中會殘留「沙沙」口感。

- 若是「植物萃取」的維他命礦物質,會在口中呈現溶解狀態。

## 保健食品 2 硬膠囊類型
如葡萄籽 OPC、蔓越莓、靈芝……。

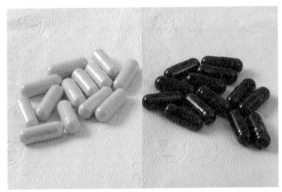

- 取數顆硬膠囊類的保健食品（如葡萄籽、蔓越莓、靈芝）及一張面紙攤放桌面。

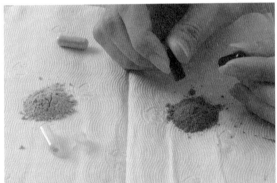

- 將膠囊內粉末倒於面紙上，再對照食品成分標示，觀察其顏色、氣味，以了解膠囊內容物。

  顏色上，應該保有原色，無添加人工色素或在安全範圍；氣味上，應該保有原味，無添加人工甘味或在安全範圍。

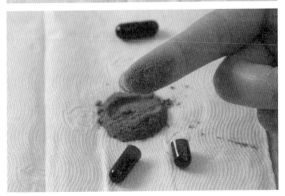

- 以指腹沾粉品嘗，再對照食品成分標示，感受食品味道及濃度。口感上，若是抗氧化劑粉末，一般應為又酸又澀。

## 保健食品 3 軟膠囊類型

如魚油、葉黃素……。

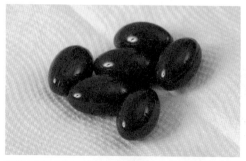

• 取數顆軟膠囊類的保健食品（如魚油、葉黃素）及一張面紙攤放桌面。

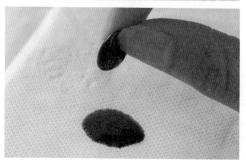

• 將軟膠囊割開，擠出內容物於面紙上，觀察顏色及氣味。氣味上，應該保有原味，無添加人工甘味或在安全範圍。

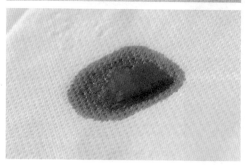

• 觀察內容物在面紙上的擴散速度，藉此判斷濃度含量。擴散速度愈快，代表濃度可能愈低。

　　在了解保健食品的「吃」法後，建議你配合《代謝型態減重全書練習本》【4-2 思考演練：真正去「吃」保健食品】的練習，檢視手邊保健食品是否符合應有的規範與成分。

### 三、了解自己「代謝型態」後再吃

　　「吃對保健食品」比「沒有吃」更重要！吃對自己代謝型態的飲食，卻吃錯自己代謝型態的保健食品，就像在同一時間，兩人走在相反方向的同一條路上，一方利益會被另一方效益抵銷掉一樣。

　　因此，一旦確定自己代謝型態後，除了要吃對符合自身代謝型態的飲食之外，還要懂得如何選擇適合自己的保健食品，並且正確攝取。

## 第四招　製作適合自己的優質減重代餐

　　選擇「對的保健食品」不但能有效提升代謝能力，還能輕鬆減重。而「代餐」就是減重時，一種特殊的保健食品。

　　或許有人發現，即使減重代餐熱量極低，卻並非人人都能達到預期效果。有些人在嘗試一、二餐後，就會因為飢餓難耐宣告放棄，但之所以會產生這樣的結果，重要原因是你選錯了不符合自己代謝比例的代餐。即使是代餐，也要符合自己的代謝比例。只要你能吃對優質且符合自己代謝型態的代餐，就能打造不易復胖的體質。

　　那麼，什麼時候是吃代餐的最好時機呢？如果你的應酬、聚餐頻率高，就請選擇沒有聚餐的那天，利用減重代餐來調整已經習慣大吃的胃！

　　有關減重代餐的三餐運用方式，我們有以下建議：

一、若前晚享用大餐，隔天可以代餐取代早餐，藉此調整。
二、若當晚準備享用大餐，可以代餐取代當日午餐，藉此調整。
三、若想快速減重效果，可以代餐取代晚餐。

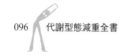

**代謝型態減重代餐示範食譜**

　　調配代謝型態減重代餐的主要基質、配料皆可在超市、有機專賣店購買，作法也相當簡單。

　　「主要基質」可選擇一般居家或辦公室常備的奶粉、豆漿或穀粉；「配料」則可選擇一般居家或辦公室常備的碳水化合物、蛋白質或油脂類任何一種。

　　「作法」則為依照個人代謝比例，再參考下列食譜範例，將適量基質與配料放入三百公克溫水或冷水中，加蓋後充分搖勻混合，再分次小口喝完。

### 代謝型態減重代餐示範食譜

| | 食材 | 蛋白質型 | 混和型 | 碳水化合物型 |
|---|---|---|---|---|
| 主要基質 | 羊奶粉<br>有機豆漿<br>有機綜合穀粉 | 1～2 平匙 | 1～2 平匙 | 2～3 平匙 |
| 醣類配料 | 純巧克力醬<br>有機大麥苗粉<br>綜合蔬菜粉 | | 0.5 湯匙 | 1 湯匙 |
| 蛋白質配料 | 奶蛋白<br>乳清蛋白<br>大豆蛋白 | 2 平匙 | 2 平匙 | 1 平匙 |
| 脂肪配料 | 堅果醬<br>芝麻醬<br>花生醬 | 1 湯匙 | 0.5 湯匙 | 0.5 湯匙 |

　　自製個人專屬的代謝型態減重代餐就是這麼簡單！建議你配合《代謝型態減重全書練習本》【4-3 生活落實：自製專屬代謝型態減重代餐】的練習，為自己調配獨一無二的代謝型態減重食譜。

# 心理師的小叮嚀

## 克服減重時所帶來的情緒起伏與困擾

「減重」是種長期抗戰，在達成目標前，隨時都會面臨各種挫折及挑戰。這時，如果沒有具備正確心態，很容易前功盡棄。

根據過去對減重的研究及觀察，過程中，很容易讓人出現憂鬱、焦慮、挫折及罪惡等情緒。這些負面情緒不但會破壞身心健康及正常生活，還會促使你在這場戰役裡不戰而敗。甚至，透過臨床觀察，我們可以看到很多人在採用不當減重節食後，進一步演變成憂鬱症、焦慮症、厭食症或是暴食症。

有鑑於此，我們確實有必要做到下列提醒：

### 一、應關注自身行為的改變，而非執著於體重數字

減重時，比起執著於體重數字的變化，你更應該注意的是自己行為的改變。一旦太過在乎體重數字的變化，很容易影響自己的行為及判斷能力，導致挫折感及罪惡感的發生。

體重原本就不容易在短時間內快速改變，如果人可以三、五天內就瘦下三至五公斤，對健康來說也是嚴重的威脅。所以，我們必須接受一個事實，「人，生而易胖難瘦」，把關注的焦點放在「行為改變」就是一個很好的方法。

比方說，關注自己今天有沒有吃到有益健康的食物、攝取到正確的營養比例，又或者是持續多久的運動……，類似這種關注反而容易讓

人獲得正向的成就感。

　　如果你已經在試著改變行為，也請你不要太過頻繁地量測體重或是在意體重數字，因為這會讓你患得患失。

## 二、避免會影響心情的食物

　　劇烈起伏的血糖值不但會影響大腦功能運作，也會使你的心情受到影響。心情低落時，反而會更想吃甜食，在這惡性循環下，便形成所謂的「甜食上癮症」，這也就是為什麼要少吃精製碳水化合物食物的原因。

　　此外，有助調節情緒的大腦神經傳導物質「血清素」，是大腦利用蛋白質分解後的細小分子「胺基酸」所製造出來的。大腦中存在大量「神經細胞」，而當中的細胞膜又是由「脂肪」構成。如果你只靠吃青菜、餅乾或者節食來減肥，卻忽略攝取足夠且優質的蛋白質及脂肪，大腦功能很快就會轉趨不穩定。

　　也有研究發現，「長期節食」是導致憂鬱症的原因。更糟糕的是，這些人由於用錯方法，體重依然居高不下，雙重打擊之下，心情更是難以療癒。

## 三、適時補充保健食品

　　減重時，需要減少的是「熱量」而非營養。足夠的營養可以加速代謝過程，維持情緒穩定，並降低飢餓的不適。因此，請利用本章方法來挑選適合自己的優質保健食品吧！

# 5 讓脂肪輕鬆燃燒──<br>做對自己的代謝型態運動

「為什麼同樣的運動，別人愈做愈瘦，我卻依然肥胖？<br>
為什麼同樣的重量訓練，別人肌肉愈練愈結實，我卻依然鬆垮？<br>
到底什麼才是適合我的運動⋯⋯」<br>
唯有做對運動，才能讓體能表現更佳、回歸年輕。

## 你做對運動了嗎？

古羅馬諺語：「別人的飲食可能是你的毒藥」同樣地，別人的運動也可能是造成你受傷的元兇。

「瑜伽」是現今世界多人投入的流行運動。值得注意的是，為什麼有些人練完後通體舒暢，有些人卻全身酸痛，甚至包括瑜伽老師在內的學習者，也曾因為練習瑜伽而受傷呢？這些都是因為沒有正確了解運動原理並選擇適合自己的運動所致。

從「代謝型態」觀點出發的運動，不只告訴你什麼是最適合自己的運動，還能幫助你熟悉自己的身體，了解身體的排列架構，確實做到有效運動。就

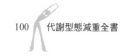
像吃對適合自己代謝型態的飲食可以讓身體找回健康一樣，做對適合自己代
謝型態的運動，更可以讓體能表現在最佳狀態，回歸年輕。

## 運動前的重要準備

了解適合自己的運動就像了解自己的代謝型態一樣。身體除了需要適合自
己的食物，也需要適合的運動。

為什麼有些人適合吃紅肉、不適合吃米飯？為什麼有些人適合吃水果、不
適合喝咖啡？因為身體有一套先天設定好的程式（食物及運作），一旦吃錯
「食物」，「運作」就會發生問題，「效率」也就會跟著降低，最終導致身體罷
工。難道這些都是食物的錯嗎？當然不是！只是我們不清楚自己身體的代謝
型態罷了。

運動也是一樣。為什麼同樣的運動，別人愈做愈瘦，我卻依然肥胖？為什
麼同樣的重量訓練，別人肌肉愈練愈結實，我卻依然鬆垮？是運動的錯嗎？
當然不是！答案仍然是因為我們不清楚自己的代謝型態，沒有做對適合自己
的運動所致。

那麼到底什麼才是適合我們的運動，以及要如何正確做運動呢？接下來，
我們就來一一了解。

## 第一步　認識身體架構 —— 骨骼、關節、肌肉

或許你曾因為跑步過度造成膝蓋受傷、打高爾夫球導致手肘受傷、游泳傷
了肩膀、玩 Wii 傷了手腕……這些都不是運動的錯，而是你沒有正確從事這
些運動。

　　其實，只要稍加了解身體架構及其力學功能，不管任何運動，每個人都能得心應手，有效避免運動傷害。

　　但首先，我們必須知道身體架構可分成「骨骼」、「關節」、「肌肉」三大部分。而本章所要探討的，就是有關運動的身體架構及其運動功能。

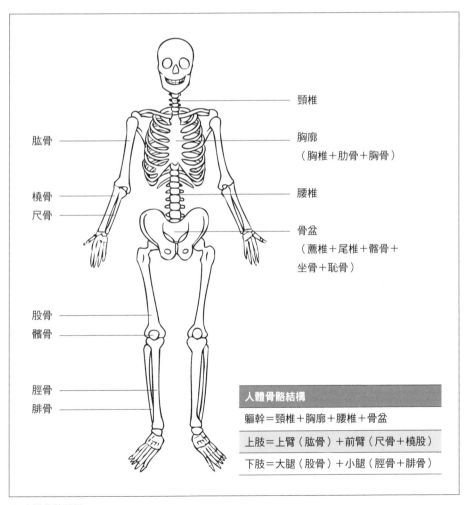

頸椎

胸廓
（胸椎＋肋骨＋胸骨）

腰椎

骨盆
（薦椎＋尾椎＋髂骨＋
坐骨＋恥骨）

肱骨

橈骨
尺骨

股骨
髕骨

脛骨
腓骨

**人體骨骼結構**

軀幹＝頸椎＋胸廓＋腰椎＋骨盆

上肢＝上臂（肱骨）＋前臂（尺骨＋橈股）

下肢＝大腿（股骨）＋小腿（脛骨＋腓骨）

▲ 人體骨骼結構

## 一、骨骼（骨頭排列）

人體骨骼是世上最美麗、最具功能性及流體力學的排列架構，大致包括頭、頸、軀幹、四肢。其中，「軀幹」又含括了支撐身體的脊椎、保護心臟與肺臟的胸廓（胸椎＋肋骨＋胸骨），以及保護重要器官的骨盆（薦椎＋尾椎＋髂骨＋坐骨＋恥骨）等。而「四肢」則由具流線型的肱骨、尺骨、橈骨所組成；腿部則由股骨、脛骨、腓骨組合而成。

## 二、關節

運動類型的關節構造是由骨頭、軟骨、滑液囊、韌帶和肌腱所構成。它們各司其職，讓身體活動時可以方便移動與變換方向。

以「膝關節」為例，大腿及小腿骨頭是支撐身體的重要支架。「半月軟骨」是負責緩和運動時，大、小腿骨衝擊的壓力；「十字韌帶」是負責連接大、小腿骨的構造；「肌腱」則是負責將大、小腿的肌肉互相連結。

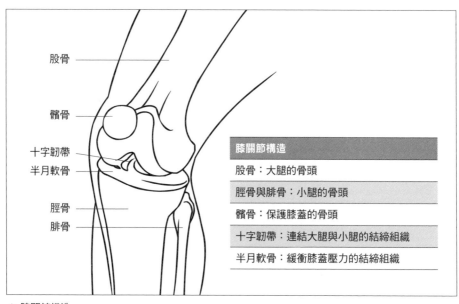

股骨

髕骨

十字韌帶
半月軟骨

脛骨
腓骨

| 膝關節構造 |
| --- |
| 股骨：大腿的骨頭 |
| 脛骨與腓骨：小腿的骨頭 |
| 髕骨：保護膝蓋的骨頭 |
| 十字韌帶：連結大腿與小腿的結締組織 |
| 半月軟骨：緩衝膝蓋壓力的結締組織 |

▲ 膝關節構造

**三、肌肉**

　　骨骼肌橫跨關節，當肌肉收縮時會產生關節移動。以大腿前、後肌肉為例，大腿前方的四條大肌肉負責將大腿抬起，也負責讓小腿可以往前踢。大腿後方的三條大肌肉負責將大腿往後拉，也負責讓小腿可以向後勾。

## 第二步　了解身體密碼

　　認識身體架構之後，就能理解一旦大腿與小腿的骨頭排列不正，會導致膝關節骨架歪斜。而膝關節中負責緩和衝擊力道的「半月軟骨」也會承受上、下不同壓力，造成左右不平衡而出現膝蓋退化的問題。

　　若大腿前、後肌肉施力不平衡，也會影響大腿向前抬與向後拉的動作，造成髖關節出現前、後角度偏差的情況。而與髖關節相連的骨盆也會歪斜，產生腰酸背痛的問題。另外，女性穿高跟鞋的時間過長，也容易造成腳掌骨頭內翻或外翻，進而影響小腿骨頭，膝蓋跟著歪斜。

　　此外，上班族因為長時間久坐，屁股肌肉容易鬆垮，前側大腿肌肉緊繃，影響支撐骨盆前、後平衡的肌肉失去穩定性，造成下背酸痛。當大腿前、後肌肉不平衡時，骨盆就容易鬆弛或歪斜，致使下方膝蓋前、後壓力不平均。

　　其實，以上問題都是因為生活中，疏於了解或缺乏防範所產生。只要重新檢視問題所在就會發現，一旦某個部位歪斜，就會連帶牽動另一個部位產生歪斜。

　　比方說，當踝關節發生內、外偏差時，膝關節就會連帶產生內、外壓力差，而髖關節與骨盆也會產生位置偏差，腰椎因而跟著改變。若影響繼續往上，還會影響肩部、頸部，甚至是頭部。

　　可是，藉由運動，我們就能意識到自己的身體架構是否已經歪斜。只要做對適合的運動，就可以讓已經錯位的骨骼回到應有位置。

　　當一個部位獲得改善，也會連帶牽動其他部位得到改善。人體智慧會開始找到原本設定好的架構，讓骨骼、關節、肌肉按照原有程式運作。

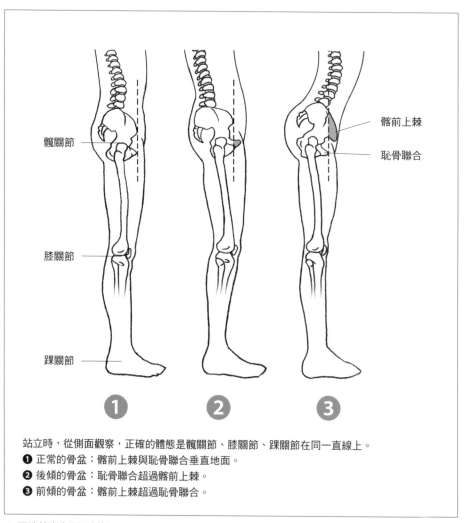

髖關節

膝關節

踝關節

髂前上棘

恥骨聯合

❶　　　　❷　　　　❸

站立時，從側面觀察，正確的體態是髖關節、膝關節、踝關節在同一直線上。
❶ 正常的骨盆：髂前上棘與恥骨聯合垂直地面。
❷ 後傾的骨盆：恥骨聯合超過髂前上棘。
❸ 前傾的骨盆：髂前上棘超過恥骨聯合。

▲ 正確站姿之側面剖析

生活中，我們每天有無數坐下、站起的機會。這些看似簡單的動作，如果姿勢不當，也很容易造成骨盆錯位，影響身體代謝循環。那麼，什麼才是正確的「站姿」及「坐姿」呢？

站立時，從正面觀察，髖關節、膝關節與腳尖必須在同一條直線上；坐下時，請想像自己坐在椅面，從正面觀察，髖關節、膝關節與腳尖也必須在同一條直線上（如右圖）。

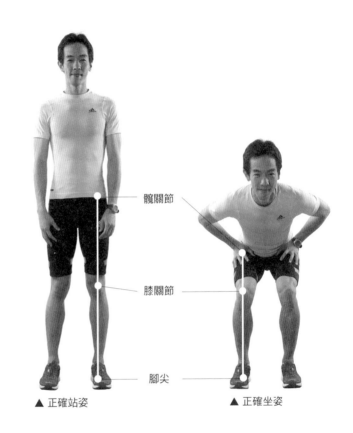

髖關節

膝關節

腳尖

▲ 正確站姿　　　　▲ 正確坐姿

## 第三步　確認運動分類

相信各位讀者現在已經對身體架構有了較深刻的了解，接著我們就根據身體的生理特性，將運動區分成五大部分，並加以定義，你將更清楚運動與身體架構之間的關連。

## 一、暖身運動

增加心跳、血液循環、關節潤滑和肌肉溫度，為接下來的運動作準備。

## 二、心肺運動

針對人體心臟、肺臟與血液的強化運動。有效的心肺運動可以延長心臟壽命，加速血液循環，增進肺活量。

## 三、肌肉運動

針對人體骨骼、關節與肌肉的強化運動。有效的肌肉運動可以增加肌肉密度、強化骨骼，提高基礎代謝能力。

## 四、柔軟運動

針對人體肌肉收縮、放鬆能力，以及關節可動範圍內的運動。適度的柔軟運動可以幫助肌肉放鬆，調整過度緊繃的關節活動。

## 五、緩和運動

讓人體在運動後恢復心跳、呼吸及血液循環至原先正常狀態。

很多人都會問，「做哪種運動可以有效快速瘦身？」，但這個問題就像是問「吃什麼食物可以快速變瘦」一樣。「代謝型態運動」是從身體的生理特性出發，完整將個人身體所需要的運動要素呈現出來，懂得選擇適合自己的運動。

上述五大運動是依照「生理特性」所規劃。運動時，可依個人代謝狀況，安排不同時間及強度的心肺運動、肌肉運動與柔軟運動，如同代謝型態飲食一樣，擁有屬於自己的運動計畫。

## 第四步　運動選擇與分類

一、暖身運動

可增加身體溫度、調整心理、防止運動傷害、增加肌肉收縮度。

暖身
運動 **1**

### 萬字坐姿，髖關節左、右暖身
增加髖關節左、右活動能力。

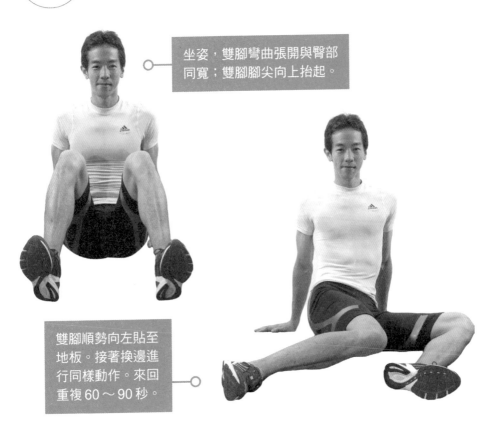

坐姿，雙腳彎曲張開與臀部
同寬；雙腳腳尖向上抬起。

雙腳順勢向左貼至
地板。接著換邊進
行同樣動作。來回
重複60～90秒。

注意
事項　請放慢動作，活動角度由小到大。留意髖關節與膝關節的排列。

## 暖身運動 2 蝴蝶坐姿，髖關節上、下暖身
增進髖關節上、下活動能力。

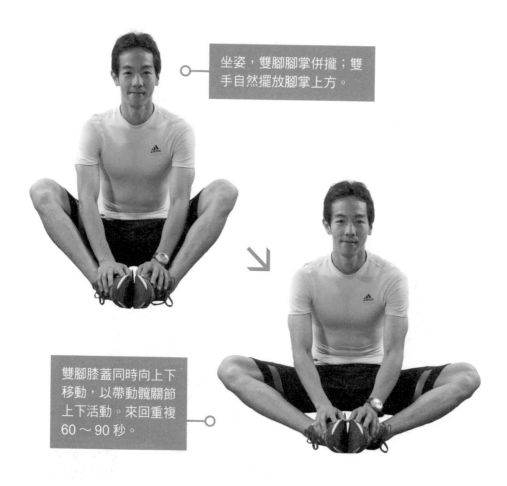

坐姿，雙腳腳掌併攏；雙手自然擺放腳掌上方。

雙腳膝蓋同時向上下移動，以帶動髖關節上下活動。來回重複60～90秒。

**注意事項** 請放慢動作，活動角度由小到大。
留意髖關節、膝關節與踝關節的排列。

## 暖身運動 3　站姿轉體，骨盆、脊椎的暖身

增加身體軀幹左、右轉動能力。

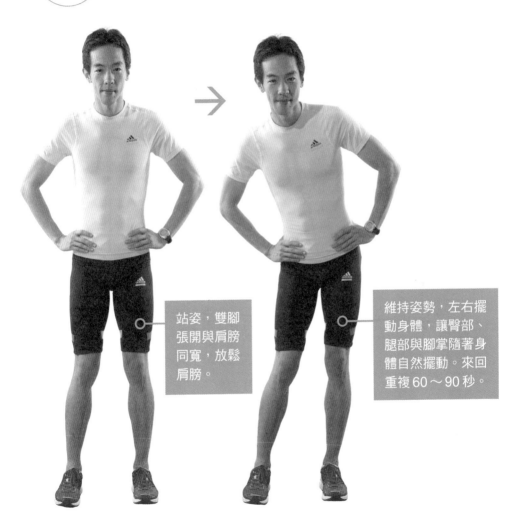

站姿，雙腳張開與肩膀同寬，放鬆肩膀。

維持姿勢，左右擺動身體，讓臀部、腿部與腳掌隨著身體自然擺動。來回重複60～90秒。

**注意事項**　保持正確站姿，放慢轉動速度，轉動角度由小到大。留意髖關節、膝關節與踝關節的排列。

## 暖身運動 4 站姿轉肩，肩關節與肩帶的暖身
增加肩膀與肩胛骨的活動能力。

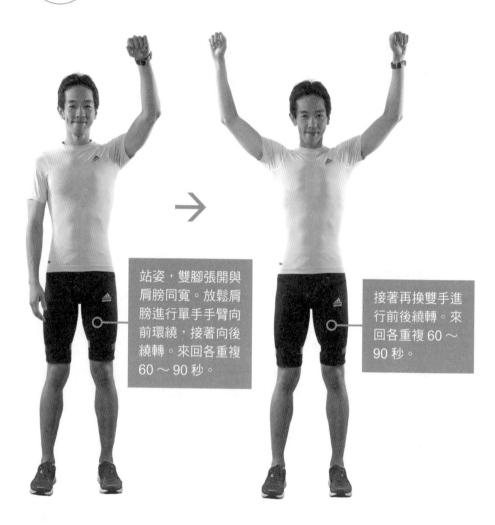

站姿，雙腳張開與肩膀同寬。放鬆肩膀進行單手手臂向前環繞，接著向後繞轉。來回各重複 60～90 秒。

接著再換雙手進行前後繞轉。來回各重複 60～90 秒。

**注意事項**　放慢動作，轉動角度由小到大。
站立時，髖關節、膝關節與踝關節呈一直線。

二、心肺訓練

利用脂肪作為燃料，幫助身體進行脂肪燃燒。

 心肺
訓練 **1** **原地抬膝走**
可提高心跳數，增加換氣量。

站姿，膝蓋
微彎。

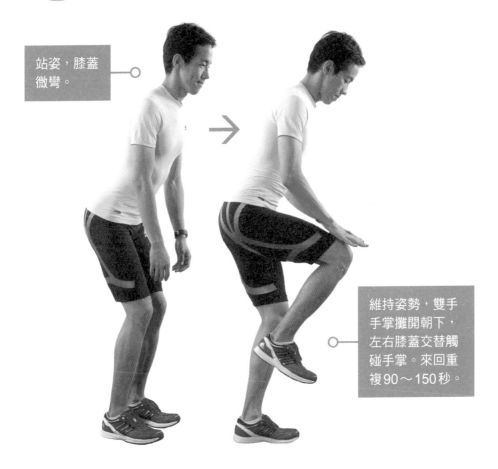

維持姿勢，雙手
手掌攤開朝下，
左右膝蓋交替觸
碰手掌。來回重
複90～150秒。

注意
事項　站立時，髖關節、膝關節與腳尖呈一直線。抬膝角度由小到大，動作
由慢到快。若想提高難度，可抬高手掌位置。

## 心肺訓練 2　原地向後跨步走

可提高心跳數，增加換氣量、流汗量。

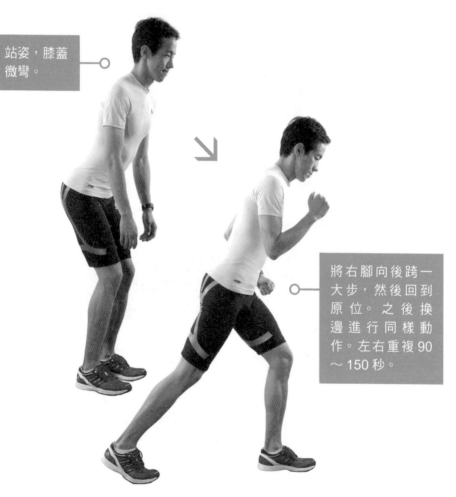

站姿，膝蓋微彎。

將右腳向後跨一大步，然後回到原位。之後換邊進行同樣動作。左右重複90～150秒。

**注意事項**　站立時，髖關節、膝關節與腳尖呈一直線。
跨步距離由小到大，前後腳掌距離同臀部寬度。

**原地抬腿跑**

心肺訓練 3

可提高心跳數，增加換氣量，提高脂肪燃燒效率。

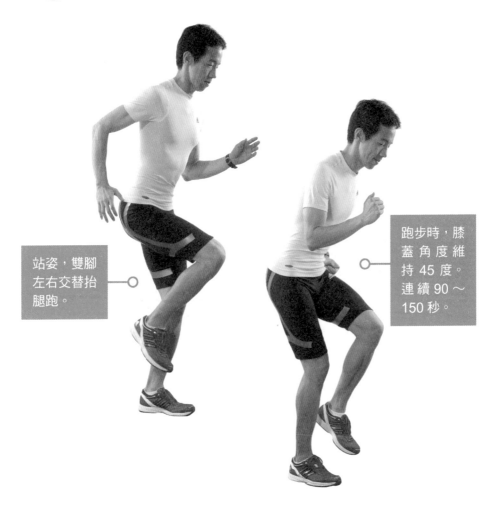

站姿，雙腳左右交替抬腿跑。

跑步時，膝蓋角度維持 45 度。連續 90 ～ 150 秒。

注意事項｜站立時，髖關節、膝關節與腳尖呈一直線。
抬膝角度不變，動作由慢到快。

## 心肺訓練 4　原地勾腿跑

可提高心跳數，增加換氣量，提高脂肪燃燒效率。

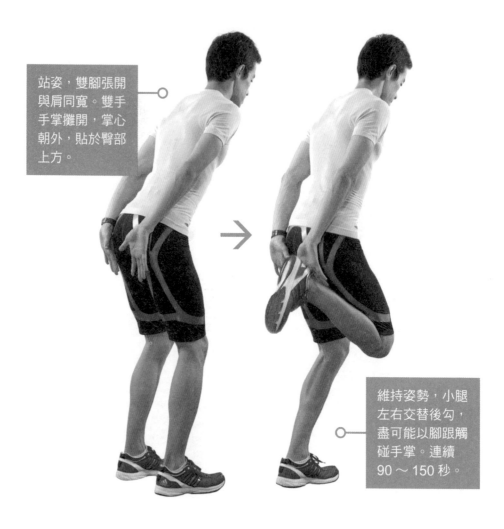

站姿，雙腳張開與肩同寬。雙手手掌攤開，掌心朝外，貼於臀部上方。

維持姿勢，小腿左右交替後勾，盡可能以腳跟觸碰手掌。連續90～150秒。

**注意事項**　站立時，髖關節、膝關節與腳尖呈一直線。後勾速度由慢到快。

### 三、動態伸展

可增加關節活動範圍，提高肌肉收縮力量。

動態
伸展 **1**

## 動態抱腿

可增加髖關節前、後肌肉的彈性與力量。

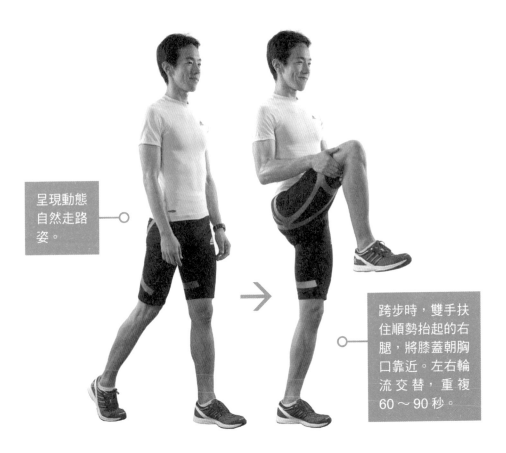

呈現動態
自然走路
姿。

跨步時，雙手扶
住順勢抬起的右
腿，將膝蓋朝胸
口靠近。左右輪
流交替，重複
60 ～ 90 秒。

| 注意事項 | 站立時，髖關節、膝關節與腳尖呈一直線。<br>膝蓋朝胸口靠近的角度由小到大，且左右動作須連續進行。 |
| --- | --- |

動態
伸展 **2** **動態拉腿**
可增加膝關節前、後肌肉的彈性與力量。

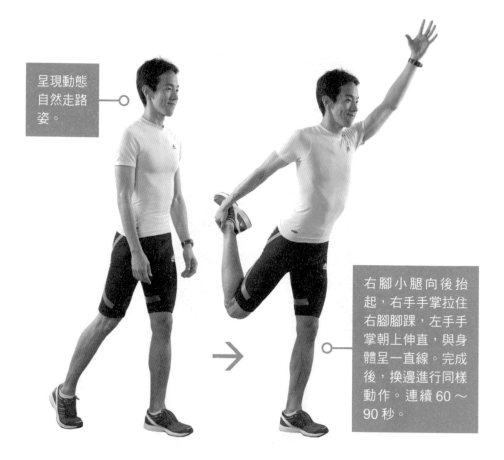

呈現動態
自然走路
姿。

右腳小腿向後抬
起,右手手掌拉住
右腳腳踝,左手手
掌朝上伸直,與身
體呈一直線。完成
後,換邊進行同樣
動作。連續 60 ～
90 秒。

| 注意 事項 | 站立時,髖關節、膝關節與腳尖呈一直線。 拉腿的角度由小到大,且動作須連續進行。 |

動態
伸展 **3** **動態單腿扭轉**
可增強髖關節左、右肌肉與軀幹肌肉的彈性與力量。

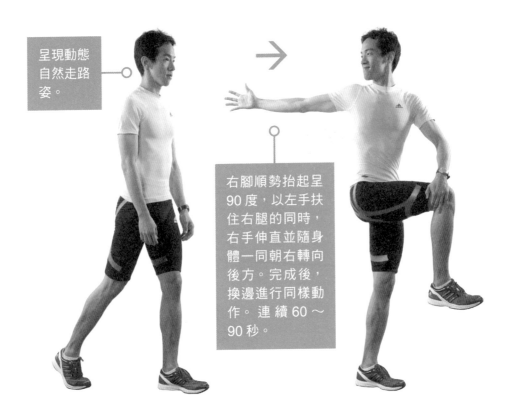

呈現動態
自然走路
姿。

右腳順勢抬起呈
90 度，以左手扶
住右腿的同時，
右手伸直並隨身
體一同朝右轉向
後方。完成後，
換邊進行同樣動
作。連續 60 ～
90 秒。

注意
事項　站立時，髖關節、膝關節與踝關節呈一直線。
　　　身體轉動角度由小到大，且動作須連續進行。

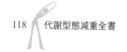

動態
伸展 **4** ## 動態芭蕾扭轉
可增強髖關節內側肌肉、軀幹肌肉與胸部肌肉的彈性與力量。

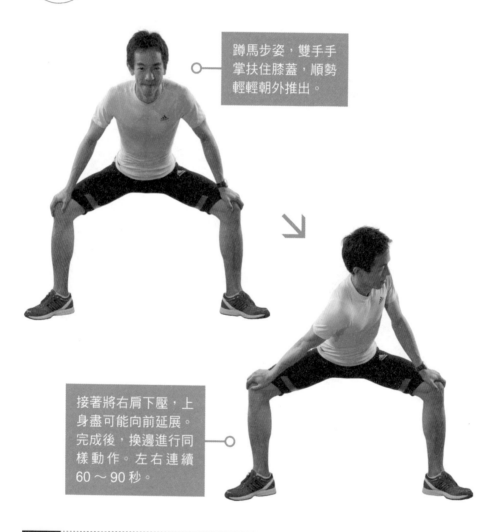

蹲馬步姿，雙手手
掌扶住膝蓋，順勢
輕輕朝外推出。

接著將右肩下壓，上
身盡可能向前延展。
完成後，換邊進行同
樣動作。左右連續
60～90秒。

注意
事項
蹲馬步姿時，膝關節與踝關節呈一直線。
身體下壓角度由小到大，且動作須連續進行。

## 四、肌力訓練

可提升骨質密度、改善代謝機能、減少體內脂肪。

肌力
訓練 **1**

### 站姿椅子

可增強臀部肌力、雕塑臀部曲線。強化坐下、站起的能力。

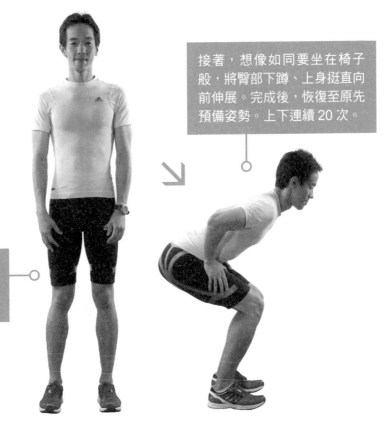

站姿，雙腳
張開與臀部
同寬。

接著，想像如同要坐在椅子
般，將臀部下蹲、上身挺直向
前伸展。完成後，恢復至原先
預備姿勢。上下連續 20 次。

注意
事項　下蹲時，留意膝蓋位置不要超出腳尖。
　　　放慢下蹲速度，確認上身維持挺直狀態。

肌力訓練 **2** ### 長胸運動
可增加胸肌、強化手臂力量，雕塑胸部、手臂線條，端正姿勢。

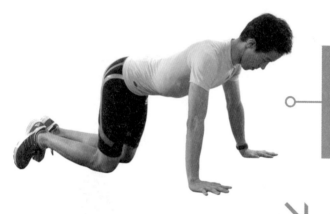

趴姿。雙手距離大於肩寬；頭部與頸椎呈一直線；膝關節位在髖關節下方，呈一直線。

接著，上身下移 10～15 公分後，再回到預備動作姿。上下連續 20 次。若想增加難度，可將膝蓋朝後方移動，或以腳尖踮起。

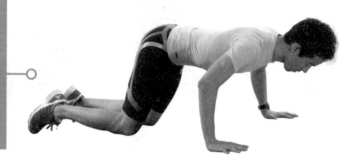

**注意事項** 留意雙手擺放位置。放慢移動速度，上下移動距離由小到大。

肌力
訓練 **3**

## 收肚子運動
可加強腹部力量、雕塑腹部線條，減去惱人的腹部脂肪。

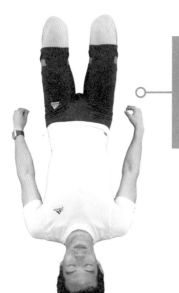

仰臥，屈膝，雙腳張開與臀部同寬。雙手自然放在身體兩側。若由上往下俯視，髖關節、膝關節與腳尖呈一直線。

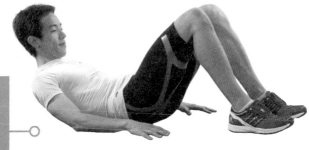

腹部用力，使上身捲起。若覺得吃力，可以手肘撐住地板。來回連續 20 次。

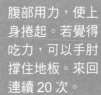

注意
事項　留意腰椎須平貼地板。若頸部感覺酸痛，就以手肘撐地或適時休息。

肌力
訓練 **4** **護腰運動**
可加強腰部及腹部力量，調整脊椎。

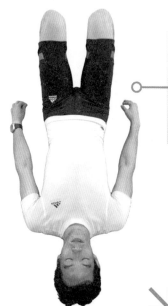

仰臥，屈膝，雙腳張開
與臀部同寬。雙手自然
放在身體兩側。若由上
往下俯視，髖關節、膝
關節與腳尖呈一直線。

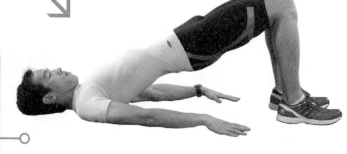

抬起臀部，使肩
膀、臀部與膝蓋
呈一直線。若感
覺吃力，可以手
掌托住腰部。來
回連續 20 次。

注意
事項　留意腰椎須平貼地板。若頸部感覺酸痛，就以手肘撐地或適當休息。

### 五、緩和運動

幫助肌肉伸展、調整呼吸與放鬆心靈。

緩和
運動 **1** ## 仰臥抱膝
可伸展脊椎，放鬆下背肌肉。

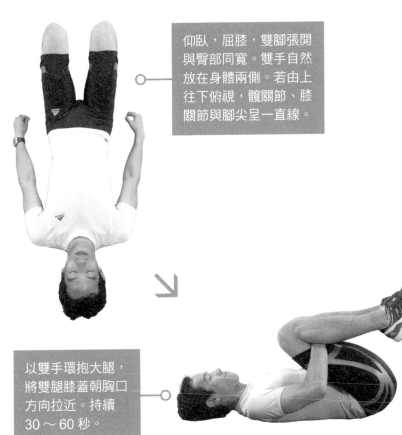

仰臥，屈膝，雙腳張開
與臀部同寬。雙手自然
放在身體兩側。若由上
往下俯視，髖關節、膝
關節與腳尖呈一直線。

以雙手環抱大腿，
將雙腿膝蓋朝胸口
方向拉近。持續
30 ～ 60 秒。

| 注意<br>事項 | 留意環抱大腿時，不要太過出力，避免肩頸過度用力。 |

## 仰臥 1 字型

緩和運動 2

可伸展大腿及小腿後側肌肉，放鬆下背肌肉，修長腿部線條。

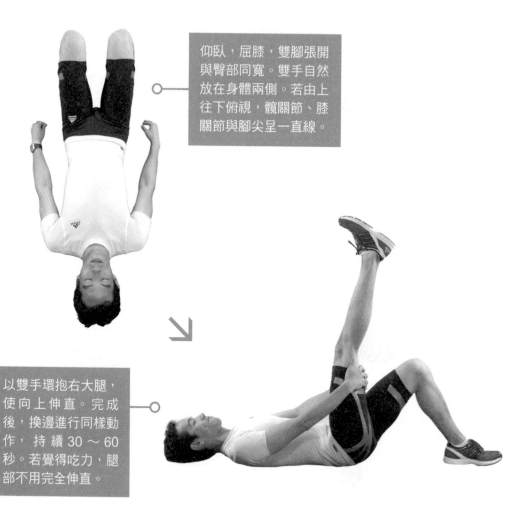

仰臥，屈膝，雙腳張開與臀部同寬。雙手自然放在身體兩側。若由上往下俯視，髖關節、膝關節與腳尖呈一直線。

以雙手環抱右大腿，使向上伸直。完成後，換邊進行同樣動作，持續 30 ～ 60 秒。若覺得吃力，腿部不用完全伸直。

**注意事項** 留意環抱大腿時，不要太過出力，避免肩頸過度用力。

緩和
運動 **3**

# 仰臥閃電式

可伸展大腿及小腿後側肌肉，放鬆下背肌肉，修長腿部線條。

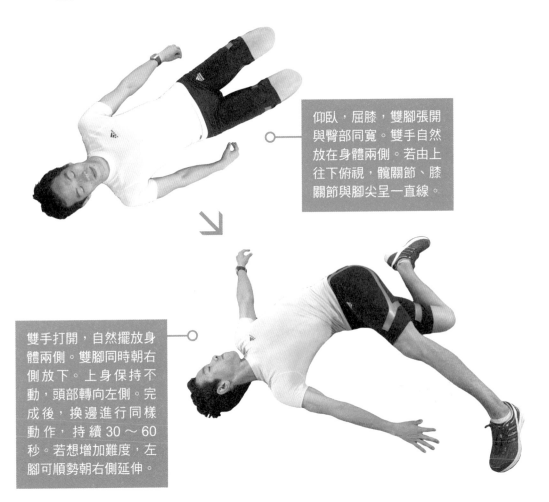

仰臥，屈膝，雙腳張開與臀部同寬。雙手自然放在身體兩側。若由上往下俯視，髖關節、膝關節與腳尖呈一直線。

雙手打開，自然擺放身體兩側。雙腳同時朝右側放下。上身保持不動，頭部轉向左側。完成後，換邊進行同樣動作，持續 30 ～ 60 秒。若想增加難度，左腳可順勢朝右側延伸。

| 注意<br>事項 | 放鬆肩膀於地板上。不用要求膝蓋碰到地板。<br>完成後，請換邊進行同樣動作。 |
| --- | --- |

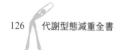

緩和
運動 **4** **大休息**
可調整呼吸、放鬆壓力，使身心恢復平靜。

仰臥，閉眼。雙
手、雙腳放鬆，
自然伸直。持續
3～5分鐘。

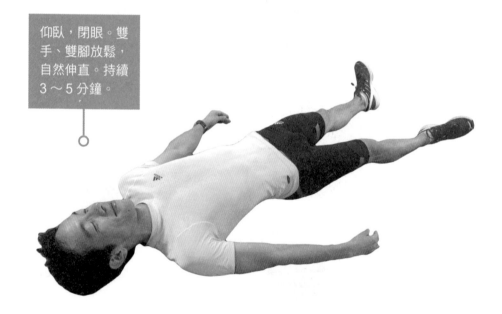

**注意
事項** 留意身體溫度狀況，避免著涼。

## 如何選擇適合自己的運動

　　每種運動都有其特性，身體會在「運動中」或「運動後」自然對你做出「回饋」。「回饋」的形式可能是酸或痛，當然也可能你毫無感覺。我們可從這些身體所傳達出的「回饋」中，了解自己是否受傷，或者知道這些運動是否具有效益。

　　如果運動時感覺輕鬆，代表可能時間不足或強度不夠。「流汗」、「微喘」、「肌肉酸痛」是正確運動的正常反應，唯有做對運動，才能真正達到運動效益。但如果運動後感到極度疲勞或手腳無力抬起，那麼請重新檢視你的運動內容，因為很有可能你已經運動過度了。

　　「第四步　運動選擇與分類」中所介紹的五大運動，各有其不同強度。因此，運動時，請隨時留意身體所傳達出的「回饋」，並根據下列「運動回饋量表」的評量結果，選對適合自己的運動。

## 利用「運動回饋量表」進化身體

　　身體如同一部精密電腦，會根據運動的強弱程度而轉以食物營養來加以修護，使身體不會感到負擔。換句話說，當身體感到疲勞時，這部精密電腦就會強制讓身體部分系統進入休息狀態，藉此修復身體，避免身體機能遭受更大損害。

　　建立適合自己代謝型態運動的前提，是要了解身體所能帶給運動的「回饋」。從動作中，留意身體的排列架構、呼吸變化、肌肉用力方式及關節的正確排列。

　　「運動回饋量表」是以五級分來記錄自我運動後感受程度的量化評分。而每一級分，分別代表不同程度的體能差異。

　　下列，我們將詳細介紹「暖身運動」、「心肺訓練」、「動態伸展」、「肌力訓練」、「緩和運動」中，每一級分所代表的意義，作為你評估時的參考。

### 「暖身運動」的身體回饋

　　針對運動的生理變化，在「暖身運動」中，身體會依序出現下列變化，必須等到出現 5 的反應，才算是確定暖身完成。

- 身體冷冷的、肌肉感覺僵硬 ............................................................ 1
- 感覺關節緊繃、血液流動慢 ............................................................ 2
- 身體逐漸發熱、開始稍微流汗 ........................................................ 3
- 感覺關節活動順暢、肌肉充滿力量 ................................................ 4
- 心情感覺放鬆，全身充滿能量 ........................................................ 5

### 「心肺訓練」、「動態伸展」、「肌力訓練」的身體回饋

　　根據身體適應程度，循序進行「心肺訓練」、「動態伸展」、「肌力訓練」三項運動。每項運動分別進行兩分鐘，再依身體回饋狀況（1 ～ 5 級分）給予評分，藉此判斷是否可以順利進入下階段動作。

　　1 ～ 5 級分所代表的意義如下：1 ～ 2 級分，代表身體能輕鬆執行動作，可進階到下階段運動；3 ～ 4 級分，代表身體必須專注、用力地完成動作，具有挑戰性；5 級分，代表身體對該動作感到負擔，現階段應避免。建議你退回到前一階段運動。

- 代表簡單 .......................................................................................... 1
- 代表輕鬆 .......................................................................................... 2
- 代表有運動就會流汗 ........................................................................ 3
- 代表肌肉用力後會感到酸痛 ............................................................ 4
- 代表動作有難度 ................................................................................ 5

### 「緩和運動」的身體回饋

運動過程中，人體會產生許多反應，像是心跳加速、呼吸變快、血液流動迅速、肌肉收縮、心情激動等。因此，每當做完運動後，我們必須讓這些激動的生理變化回歸平靜，這時「緩和運動」就很重要。在「緩和運動」中，身體會依序出現下列反應，必須等到出現 5 的反應，才算是確實回歸平靜。

• 心跳快、呼吸喘、肌肉緊繃 ........................................................... 1
• 心跳漸慢、呼吸平順、流汗變少 .................................................. 2
• 肌肉從緊繃到放鬆 ........................................................................ 3
• 心情從興奮到平靜 ........................................................................ 4
• 完全從運動中釋放壓力 ................................................................ 5

「循序漸進」是讓身體了解運動最好的方法。建議你，在設立運動目標前，請配合《代謝型態減重全書練習本》【5-1 自我檢測：運動回饋量表】的練習，以確實掌握自我體能狀況與建立合理目標。

## 各種代謝型態的運動區別

運動時，能量的消耗程度會因為種類不同而出現不同的差異。比方說，「心肺運動」會選擇「脂肪」作為能量來源；「肌肉訓練」會選擇「醣類」作為能量來源。而「能量」的利用，又可根據個人代謝型態來選擇適合的運動項目及時間分配。

我們將運動時間總長設定為六十分鐘，針對不同代謝型態的運動項目及時間分配，建議如下：

## 一、蛋白質型

高蛋白質、高脂肪、低碳水化合物的飲食型態

| 暖身運動 | 心肺訓練 | 動態伸展 | 肌力訓練 | 緩和運動 |
|---|---|---|---|---|
| 10 分鐘 | 15 分鐘 | 5 分鐘 | 20 分鐘 | 10 分鐘 |

## 二、碳水化合物型

低蛋白質、低脂肪、高碳水化合物的飲食型態

| 暖身運動 | 心肺訓練 | 動態伸展 | 肌力訓練 | 緩和運動 |
|---|---|---|---|---|
| 10 分鐘 | 20 分鐘 | 5 分鐘 | 15 分鐘 | 10 分鐘 |

## 三、混合型

均衡的蛋白質、脂肪、碳水化合物飲食型態

| 暖身運動 | 心肺訓練 | 動態伸展 | 肌力訓練 | 緩和運動 |
|---|---|---|---|---|
| 10 分鐘 | 15 分鐘 | 10 分鐘 | 15 分鐘 | 10 分鐘 |

　　請不要小看「五分鐘」的差距！蛋白質型人只要增加「肌力訓練」，便可促進蛋白質作用與身體修復能力；碳水化合物型人只要增加「心肺訓練」，便可促進碳水化合物的使用效率。而混合型人因為「蛋白質型」與「碳水化合物型」運動對他來說都很重要，所以不管是「肌力訓練」還是「心肺訓練」都是相同比重。

　　不同的代謝型態有不同的運動計畫。請配合《代謝型態減重全書練習本》【5-2 思考演練：設計自我代謝型態運動】的練習，來設定最符合自己代謝型態的運動計畫吧！

## 第五招　執行代謝型態運動計畫

　　「日行一萬步」是很好的運動目標。但必須再次提醒，倘若你在尚未熟悉身體架構前就開始日行一萬步，很容易造成腳踝及膝蓋的損傷。透過「代謝型態運動」可為我們打下良好基礎，讓我們了解身體架構，懂得傾聽身體的回饋。接下來，我們就以「日行一萬步」為目標，開始展開練習吧！

　　練習時，必須循序漸進，先以日行五千步作為階段目標，並使用「運動回饋量表」觀察身體給你的回饋。如果「運動回饋量表」分數介於 2～3，就可增加步行數至一萬步；如果分數介於 3～4，只要增加五百步。但如果分數為 5，則請減少一千步。

- 代表簡單 ........................................................ 1
- 代表輕鬆 ........................................................ 2
- 代表有運動就會流汗 ........................................ 3
- 代表肌肉用力後會感到酸痛 ............................. 4
- 代表動作有難度 ............................................... 5

　　運動沒有捷徑，「循序漸進」才是最安全、有效的方式。運動有進有退，懂得傾聽身體回饋才是尊重，拿多重或跑多快都只是表面的數字而已。

　　此外，如果有從事「快走」運動一小時的話，就應減少一次「代謝型態運動」，這樣才能讓身體獲得充分休息及復原。

　　請配合《代謝型態減重全書練習本》【5-3 生活落實：「日行一萬步」養成計畫】的練習，先進行健走生理回饋評估，再進行「日行一萬步」的目標設定與規劃吧！

## 盲目運動是傷害自己的開始

「別人的飲食可能是你的毒藥」，別人的運動也可能是造成你傷害的元兇。一心追求能夠變瘦的飲食，可能只會害你愈來愈胖。唯有針對個人代謝型態來選擇適合自己的飲食（參照第二章），才能讓自己的生理機制恢復平衡。

盲目進行運動可能是傷害自己的開始，讓我們從了解自己身體架構開始，以「個人代謝型態」作為運動項目、時間及強度的指標，利用正確的運動分類比例來改變自己的生理特性。

「碳水化合物型」要加重心肺訓練的比例、「蛋白質型」要加強肌力訓練的時間、「混合型」要注意運動的均衡練習，一定要聽從自己身體在運動中及運動後的回饋。

不管是飲食或運動，只要從自己的代謝型態出發，就能讓自己吃得輕鬆、動得愉快，成為身心健康的人。

# 心理師的小叮嚀

## 請幫助我養成運動的習慣吧！

　　相信各位讀者在看本章後，一定都有「能力」來規劃適合自己的代謝型態運動，但這不代表會真正開始「執行」或「行動」。或許這種情況都曾發生在你、我身上，這也是阻礙你進步的重要因素。

　　當你失信於對自己的承諾時，會漸漸對自己感到失望、產生負面想法。比方說，從「我就是懶惰，沒辦法！」的念頭，演變成「我討厭運動」，最終對自己定下「我沒有一件事情可以做成功」的結論。本章最後，我們將以心理觀點，分享「如何展開新習慣，並做到持之以恆。」

　　「開始行動」是你的第一個關卡。一旦你展開行動，就會像滾落山坡的石頭，或許剛開始需要花費很大力氣將石頭推動，可是只要石頭開始滾動後，重力加速度會使得滾動中的石頭自然加快速度前進。所以，只要你願意去做，會發現一點都不難，一段時間後，甚至還會如同上癮般，只要不做就會感到渾身不自在。

　　現在，請在心裡大聲告訴自己：「我要改變！我要進步！懶惰和藉口通通滾開！」站起來，去做任何你想做的事，只要做到這樣，你便已經成功了一半。

　　「和懶惰小惡魔對抗」並不容易，常常這也是最困難的一場戰役。許多理論說明，「養成習慣需要二十一天」。雖然沒有確切科學論證，但能持續二十一天，其實距離真正的成功也的確不遠了。

這二十一天一定很難熬。過程中，你會有時動力十足，有時興致全失。那麼，我們可以透過哪些方式來避免自己因為動力不足而前功盡棄呢？下面，我們就來分享多數人的成功經驗，也可作為自己在執行過程中的參考。

據研究發現，減重時，「棍子」的效果遠大於「禮物」。這是什麼意思呢？意思就是，與其告訴自己在達成目標後可以得到獎勵（多半獎品都是犒賞自己一頓大餐），不如過程中就讓自己接受嚴格懲罰會來得更有效。

比方說，你可以請求一位值得信賴的朋友協助，請那位朋友提出一項希望從你手中得到的物品，並以該項物品作為懲處獎品。執行前，你先將該項物品交由朋友保管，只要你達成每週三次的運動目標，就將物品歸還給你；反之，若不能達成目標，物品就歸朋友所有。當然，你必須先確認朋友是否具備誠信，以免遭受額外損失。

現在，就開始尋找一、二位可以和你一起運動的夥伴吧！過去，可能會有朋友喜歡和你分享打球、慢跑、瑜伽或騎單車的樂趣，當時的你或許無法體會，甚至認為自己和他們是屬於不同運動類型的人。

現在，請你放下那些想法，帶著親切誠懇的笑容走到他們面前說：「請問，可以讓我加入嗎？」只要你願意跨出這一步，找到運動夥伴，一定可以讓自己的力量倍增。一旦有人願意陪你一起運動，相信你說什麼也不好意思偷懶吧！

人有巨大的改變潛力，或許剛開始的改變會讓你感到不舒服，甚至挫折，但只要堅持下去，自然就會變成習慣，讓你產生快樂且正面的感受。

# 6 打敗減重最大的敵人──自己

減重過程中,除了「調整飲食」及「運動」外,
還包括了「心態探索」及「觀念建立」。
一旦了解身體和心靈的真正需求,不再使用錯誤方式和體重抗爭,
減重就會成為富有樂趣的挑戰。本章將告訴你成功減重的「心態」及「觀念」,
避免落入過程中的陷阱,由內而外改變你的心靈肥胖程式。

## 別和自己的身體與心理作對

「錯誤方法」及「似是而非的心態觀念」是減重過程中最大的絆腳石。從另一個角度來看,減重其實嚴重違反天性。人從出生的那一刻起,就在追求生存與快樂。上天賦予人體以精巧且具效益的方式來運用所攝取的營養及熱量,以達到成長和維持健康的目的。

因此,愈是基本且重要的生理功能,就愈難用意識去加以控制。比方說,呼吸、心跳、血壓由「腦幹」控制;口渴、體溫、身體節奏及飢餓感則由「下視丘」控制。我們不可能因為心情不好,就靠意識讓心跳停止、血壓下降。身體會本能地以最大努力來維持生命狀態,確保身體能量及充足氧氣,這何嘗不是一種莫大的恩寵與保護。

「儲存能量」是維持生存的基本要件，所以減重其實是違反天性的。我們祖先生長在蠻荒時代，既沒水也沒電，奔走於森林、山邊及草原，想要飽餐一頓何嘗容易。

如果心血來潮想吃一份羊排，不僅要費心設下陷阱，還要有過人的體力和速度去追逐獵殺，並在沒有鋒利刀刃的時代下想辦法宰殺獵物，生火烹煮，才能在其他猛禽環伺下，心驚膽顫地享受一餐。

但這還可能是幸運的。如果不幸遇上天災、饑荒，既沒有果實可吃，也沒有作物收成，更抓不到任何獵物，有一餐沒一餐地生活著，這時身體若能積極地儲存熱量、節省消耗，就能獲得最大的生存機會。

演化的結果，身體會慢慢懂得如何用最有效率的方式來消耗能量及吸收營養，把熱量作最大儲存，並在缺乏食物時，降低身體的代謝速率，避免將好不容易得到的熱量給輕易用掉。

減重之所以不容易成功，牽涉到身體本能的求生原則，也可說是生物基因上的自我保護，和懶惰與否、意志堅定與否關連不大。當你用粗魯、不符合本性的方式減重時，身體會自然產生反抗。你的心裡會吶喊，你不可能會感到快樂，因為你選擇了和自己的身心對抗。


## 讓自己過度飢餓的減重方式一定失敗

節食減重就像和上帝拔河一樣，毫無勝算。或許你會覺得奇怪，既然肥胖是因為攝取過多熱量，那麼「節食」為什麼不是減重的基本原則？積極節食與身體本能間，是否有相互抵觸？

「積極節食」其實就是告訴身體「饑荒來了」。這時，身體會自動啟動下列幾種功能：

一、提高身體飢餓感。

二、降低基礎代謝率，減少每日消耗熱量。

三、攝取食物後，將熱量完全吸收。

　　這些功能幾乎都是為了維持或增加體重所設計，目的是為了讓你能健康地生存下去。但如果你正在減重，那可就不妙了，想以激烈節食減重的人，常會出現「容易放棄」、「不易減去體脂」、「快速復胖」三種狀況。因此，我們得到了結論，「節食減肥是錯誤的」。

　　根據洛克菲勒大學所作的研究顯示，以「一天攝取八百大卡」的方式（一般成年男子一日所需熱量約為二千至二千五百大卡）減去百分之十的體重後，代謝率也會降低百分之十；而體重增加百分之十的人，代謝率也會提高百分之十。

　　很多人難以相信，自己的減重瓶頸或是復胖根源竟然是因為「節食」的關係。所以，最有效的減重方式，就是不要讓自己感到過度飢餓。「飢餓」是一種降低身體代謝率的訊號，時常發出這種訊號，只會增加減重的難度。

　　想要順利減重，請務必記得下列幾件事情：

### 一、不要讓自己處在非常飢餓的狀態

　　減重已經很辛苦，為何還要這樣折磨自己？但是你一定會想，「要減重卻要求自己不要處在非常飢餓的狀態，真的可行嗎？」當然可行！吃對符合自己代謝型態的食物，並且每餐維持七、八分飽就是最好的方式。

　　只要吃對食物營養比例，不需要很多分量就可以維持一段時間的飽足感；相反地，如果吃錯比例，如蛋白質型人卻吃下一堆碳水化合物（請參考第二章），就會發現自己在短時間內便感到飢餓。「反覆尋找食物」或是「和飢餓感對抗」，不僅很難瘦下來，更是降低生活品質的行為。

### 二、每日攝取的熱量絕對不能低於一千大卡

為了減重，確實需要減少熱量的攝取，但每日攝取熱量絕對不能低於一千大卡，且必須三餐定時，以維持穩定的身體基礎代謝率。如果每天睡前你發現自己餓到受不了，或是餓到發抖頭痛，這代表身體將要啟動「易胖難瘦」的保護機制。「睡前感到些微且舒適的飢餓感」，才是最好的減重步調。

### 三、每隔四至五小時就該補充符合自己代謝型態的食物

如果沒有適時補充符合自己代謝型態的食物，容易造成血糖不穩，間接影響情緒。「飲食過量」和「暴飲暴食」的發生，常是因為餓過頭造成的。

### 四、避免等到過度飢餓才吃，以免過量

很多人都有這樣經驗。飢腸轆轆時，很容易錯估自己所需食物分量，而在餐廳裡點了過多餐點。提醒你，應該盡早改正這種讓自己與飢餓正面對決的習慣。

接下來，請配合《代謝型態減重全書練習本》【6-1 自我檢測：根深蒂固的減重觀念是否正確？】的練習，了解自己的減重觀念是否正確，更可以有效減重喔！

## 第六招　讓你勇往直前的減重心理技巧

閉上眼睛想像減重中的自己，腦中浮現的，是汗流浹背、飢腸轆轆的自己？還是腳步輕盈、正在運動的自己？又或是一個愁眉苦臉，猶豫該不該吃炸雞的自己？重點是，過去的減重經驗帶給你什麼樣的感受？

有個有趣現象。在一群減重的人中，你會發現，愈是臉上經常保持自信微笑的人，愈容易成功且不復胖。雖然這些人的體重不會下降得很快，但效果卻是穩定且持續的。當然，過程中偶爾也會對遭遇到的瓶頸感到沮喪、挫

折，但整體而言，內心是充滿成就且正向愉悅的。

有些人在減重過程，時而開心、時而不安。無論你如何告誡他們均衡飲食的重要性、不要激烈節食，但他們還是一意孤行地執行自我魔鬼訓練。

不意外地，這些人的體重如坐雲霄飛車，一週可能瘦個二至三公斤，但不到兩週時間，減去的體重又變回脂肪重新回到身上。接著再過一週，他又可能瘦了二・五公斤……，如此周而復始，無論他短期內瘦了幾公斤，沒過多久，體重幾乎百分之百回到身上。

看完上述例子，你是屬於哪一種人呢？不用說，想讓自己減重順利又輕鬆，一定要想辦法讓自己成為前者那種穩定性高且胸有成竹的人。

任何習慣及行為的養成，都涉及「自我期待」、「執行方法」及「維持強烈動機」等過程。

一些成功減重的人，並非因為先天基因優勢或是掌握神奇祕方，他們只是擁有正確的心態及觀念，避免被過程中的挑戰所擊垮，讓「體重控制」成為一場歡樂的自我挑戰嘉年華。

人們之所以認為減重困難、不愉快，是因為被過去的失敗經驗所束縛。要想擺脫失敗，就得快速掌握重點。就讓這次成為你人生最後一次的減重吧！

接下來，我們將提供你有效幫助減重的心理技巧。

## 技巧一　懂得面對瘦不下來的瓶頸

很多人在減重過程中，都曾有過這樣經驗，就是即使遵照「少吃多動」原則，還是無法讓體重下降，或是在下降過程中莫名停滯，情況短則持續二至三天，長則一至二週，甚至還會向上攀升。一旦這個時候，很容易讓人因為

看不到成果而感到灰心、自暴自棄，因而做出「我永遠都瘦不下來」的錯誤結論。

其實，影響減重效果的原因很多。當你確實執行減重計畫，卻不見成效時，或許可從下列因素推敲：

## 一、運動後

眾多研究顯示，現代人的肥胖問題主要肇因為「吃得過多」，缺乏運動反倒其次。所以，運動計畫雖然是消耗熱量的開始，但也可能在不自覺間提振食慾，讓「熱量消耗」與「熱量攝取」依舊維持在平衡狀態。因此，若想利用運動減重卻無法控制熱量，是很容易徒勞無功的。

此外，在執行減重運動的前一、二週，肌肉會因為鍛鍊而產生輕微酸痛、發炎症狀，此時身體細胞呈現飽水狀態，讓你一段時間無法看見體重下降。但別擔心，等肌肉恢復平衡後，體重自然就會下降。

## 二、水腫

這裡所談的「水腫」並非病理上的水腫。一般來說，造成「水腫」的原因有以下兩種狀況：

第一種狀況是當你吃下過鹹食物，身體會為了平衡「鈉」濃度而保留較多水分。因此，當你認為體重應該下降卻不動如山時，不妨檢視一下自己是否攝取過多鹽分，只要往後幾天攝取清淡，體內多餘水分就可以排出，當然體重也會往下降了。

第二種狀況是你攝取過多引發自身過敏的食物，導致身體發炎、腫脹卻不自知。找出造成自己慢性過敏的食物，對減重將是一大幫助（請參考第七章）。

**三、宿便**

　　或許你很難想像，但宿便也會占據體重達數公斤。若正常飲食，平時宿便約占體重一至二公斤，但若囤積多日，甚至也可能重達三至四公斤以上。

　　減重時，由於飲食方式及習慣改變，也會連帶影響排便次數，所以不管怎麼測量，感覺體重都降不下來。

　　不過別擔心，這降不下來的體重並非脂肪，而是囤積在你體內的宿便。長久囤積體內的宿便不但會降低代謝速度，還會讓你的身體發炎、水腫，失去活力。所以，過程中，一定要注意纖維質的攝取，並且每日補充二〇〇〇 c.c. 以上的水分，必要時也可補充腸道益生菌，讓排泄更舒服、暢快。

**四、撞牆期**

　　當你確實執行減重計畫一段時間後，不僅排便正常，也養成運動習慣，更沒有水腫問題，心想自己可能瘦了不少。可是當你站上體重計後，發現「天啊，竟然只瘦了〇・一公斤！」再也沒有什麼打擊比這更殘酷的了。

　　但我要恭喜你，因為你終於進入了減重的「撞牆期」（或稱作「調整期」可能更為貼切）。所謂「調整期」（撞牆期）是脂肪在體內被分解後，會轉換成「廢物」及「水分」，等待排出體外。

　　在「廢物」及「水分」尚未排除前，你無法從體重數字上明顯感受到效果，可是只要「廢物」及「水分」一排除，就能明顯看到體重下降，這也是為什麼體重下降通常是「階梯式」而非直線下降的原因。

　　所以，當你發現自己已經進入調整期（撞牆期）時，請讚美並恭喜自己，只要繼續堅持下去，相信不用多久一定可以看到成果。

**五、到達恐怖平衡**

　　按照先前減重計畫，到目前為止，你可能已經規律地減去幾公斤。可是到了某個階段後，你會發現，減重速度似乎愈來愈慢，甚至好像完全停止。這時，幾乎可以斷定你的食物攝取與熱量消耗已達平衡狀態。

　　一般來說，體重愈輕，基礎代謝也會跟著變慢。雖然身材變瘦，所需熱量也會跟著變少。因此，如果你已達「恐怖平衡」狀態，體重自然不易變動。

　　但請你先喘口氣，為自己的努力鼓掌，並讓自己維持在這個體重一段時間，之後再重新擬定下一階段的減重計畫，像是增加運動量、食物的再調整等，相信不用多久，你又會看到體重機上的數字重新動了起來。

　　面對停滯不前的體重，你要做的是像是「自我鼓勵」還有「堅持下去」。只要理解停滯的原因，就不會不知所措了。

# 技巧二　簡單固定的儀式行為

　　簡單固定的儀式行為是很重要的，因為這些儀式會時時提醒著你正在減重。當你不小心吃下過量食物，或是面臨體重停滯不前的沮喪時，透過「簡單固定的儀式行為」可以穩穩地將你拉回現實，給予你極大的安定感。

　　過去，坊間流傳許多神奇的減肥藥丸，或是網路上流傳毫無根據的減肥食譜，為什麼總是有人願意替這些方法見證呢？

　　仔細觀察後你會發現，無論哪一種方法，都是要你每天規律且重複地做某些事情，如吞服藥丸、準備某些食材⋯⋯，每進行一次就等於提醒自己「我要變瘦」、「我應該吃少一點」，如此一來，你的行為也會在同時得到全面性的改變，達到理想的減重效果。

　　無效的減重方法尚且都能如此，更何況是本書所要提供的方法及觀念，一

定可以讓每個人健康地達成減重目標。

那麼,到底什麼是「簡單固定的儀式行為」呢?這些儀式行為不用是減重方法或招數,但一定要簡單又容易執行,這樣才能讓自己毫無藉口。

比方說:

台北市,陳先生(29 歲)
每天早上睜開眼睛,就默念 10 次自我勉勵的話。
餐前一定喝一杯 250c.c 的水。
只吃七分飽,餐後便立刻刷牙。
每天早晨如廁後進行體重測量。
在達成 2 公斤的減重目標前,只能選擇穿緊的那件褲子。

這部分可配合《代謝型態減重全書練習本》【6-2 思考演練:建立簡單儀式、打敗減重大敵】的練習,寫下自己的三項簡單儀式,幫助你輕鬆達到減重理想目標。

## 技巧三 讓過程簡單卻充滿樂趣

很多有過減重經驗的人知道,肚子餓可以忍,但心靈上的空虛最讓人難熬。「享受美食」是人生中的一項愉悅活動,但如果美食當前卻只能吞口水,就好像在打一場不可能贏的仗,縱使暫時獲勝,永無止境的誘惑和挑戰還是會常常向你招手。那麼該怎麼辦呢?

千萬不要為了「減重」來破壞生活中的樂趣。如果過程中,你感覺受到限制,就要從生活中的其他部分彌補回來。

如果要以一項「運動項目」來比喻減重，那麼最正確的減重方式應該像「慢跑」，既不會太累，還能有多餘心思欣賞街邊風景，甚至還可以跟旁人進行簡短地愉快交談。但如果你衝得太快，往往在到達目的地前就放棄了。更何況「改變行為」就像「肌肉訓練」，必須由簡單到困難，才能持久。

當然，如果你只是悠閒地散步或坐在椅子上，那根本不能算是運動。還記得嗎？前面我們說過，減重效果最好的人往往是臉上帶著微笑且充滿自信的人。所以，想要獲得好成績，就一定要讓整個減重過程既有趣、又充滿讓人期待的挑戰。

為什麼呢？根據心理學的研究發現，讓人愉快的經驗可以成為支持你在進行行為改變時的意志與動力。當你感到倦怠、受到美食誘惑時，這種意志與動力就顯得特別重要。

那麼，要如何讓減重過程充滿樂趣且容易執行呢？

### 一、縮小戰線

從下定決心減肥的那天開始，你可能設下許多計畫，將行事曆排滿行程。可是，真的能徹底執行的人不多，最後只好羞愧地把行事曆揉成一團丟到垃圾桶裡，當作什麼事都沒有發生過。幾次之後，那種挫敗感會讓你短期內根本不願再碰減重。

除非你確信自己具有鋼鐵般的意志，否則同一時間請只做三項改變或習慣養成。「簡單」帶來「專注」，「專注」帶來「力量」及「樂趣」。首先，就從選擇符合自己生活狀況的習慣開始吧！

### 二、建立願景與想像

健身房裡都會掛著讓人心曠神怡的巨幅俊男美女照片，藉此激勵來到這裡健身的男女，促使他們更加賣力地踩踏腳踏車或跑步機。

這些照片的作用，在於提供健身者一個願景與想像，讓他們有個可以追尋的目標。同樣地，你也可以營造出這樣的環境來幫助你自己。

比方說，你可以在電腦桌面、錢包或是自己的便當盒上，放些可以提醒自己的照片或物品，告訴自己不要放棄。但是，這種提供你願景與想像的照片或物品，務必時常更換，以免失去新鮮感。

### 三、競賽

研究顯示，「相互提醒、鼓勵」確實可以提升減重樂趣、增加執行動力。從過去經驗得知，懂得利用競賽方式減重的人，都能得到不錯的效果。

### 四、與身體對話

當你開始利用「代謝型態減重技術」後，就會在不自覺間開始展開與身體的對話。雖然這種對話的樂趣必須付出努力來建立，可是當你發現自己能完全掌握對自己有益的食物時，身體與生俱來的智慧，將會使你在生活中，處處都能感到驚喜。

「改變舊習慣，建立新習慣」對許多人來說都是困難的挑戰，可是只要按照上述技巧，就能讓這整個過程變得輕鬆、有趣。記得，一定要確實運用喔！

# 心理師的小叮嚀

## 邀請家人、朋友一起健康減重

減重的頭號敵人是「自己」，但令人驚訝的是，「親朋好友」極有可能是影響你減重的次要敵人。

仔細觀察你周遭家人、朋友，你會發現他們可能都有肥胖困擾，或是糖尿病、高血壓及各種心血管疾病的問題。當你努力改善自己健康的同時，他們卻渾然不覺自己健康狀況也已亮起紅燈，仍舊生活在錯誤的飲食習慣下，當然也會連帶影響你的飲食習慣。

比方說，如果家中掌廚的人缺乏健康飲食觀念，那麼受害的不會只有一人，而是整個家庭。面對這樣的情況，真是讓人著急又無奈。

我們也發現，某些健康狀況已獲得改善的人，熱切希望將自己的成果及方法分享給最親愛的家人或朋友時，卻往往得到他們負面或冷淡的回應。

比方說，如果你是蛋白質型的代謝型態體質，在攝取高比例的肉類食物時，可能會被不懂代謝型態飲食的家人阻止。

有時改變身旁的人比改變自己還難，但儘管如此，是否有方法可以讓全家一起變身成功、重新恢復健康呢？當然有，而且比你想像得還要來的簡單。

很多人都希望藉由甩去幾公斤，讓自己外表看起來能更加年輕，可是卻一直苦無方法，或是在心態上尚未做好準備。也有很多人對自己

健康狀況毫不在意，可能一邊大口吃著洋芋片、一邊大口喝著珍珠奶茶，再摸著自己的啤酒肚，漠視自己的三高危機（高血糖、高血壓、高血脂）。

身為他們的家人或朋友，改變他們是你責無旁貸的義務，千萬不能漠視，因為「健康」永遠是生活平安幸福的基礎。

那麼，有沒有一套簡單方法可以改變或是教育他們，甚至讓他們一起加入這個健康計畫呢？

首先，你可以問問自己：「我是否讓家人、朋友看到我的正向改變？」換句話說，你是否讓家人、朋友看見你瘦下來的事實？你是否遵守代謝型態飲食，讓家人感覺你更加年輕、有活力？最重要的是，你是否展現積極改變的決心？

## 與其說教、嘲弄或者強迫，不如讓家人、朋友看見你的改變

強迫、控制通常是我們面對家人時，最容易直接顯現出來的態度。你可能會對著你的孩子大聲嚷嚷：「告訴你多少次了，不要吃垃圾食物！」或是對著你的另一半說：「看看你的肚子和充滿紅字的檢驗報告，快點去運動！」

是不是很熟悉呢？為了不要引起更大風波，表面上可能會答應你改進，但私下卻趁你不注意時，繼續對垃圾食物大快朵頤。

因此，我建議第一步要從「改變自己」做起，讓自己用對方法，輕

鬆瘦下來。當家人、朋友看見你不用放棄美食，只是「吃對食物」就能產生如此巨大改變時，自然也會產生想要改變的念頭。

但請記得，改變是「循序漸進」的，過度的逼迫和壓力，反而會造成彼此間的關係緊張。

一份有趣研究指出，當夫妻其中一人實行減重計畫時，無論另一人是否支持，通常也會一起瘦下來，這就是「環境帶動人際互動」的效果。

## 打造一個健康的生活及飲食環境

「環境」影響力遠超乎你的想像。飲食上，與其辛苦地規範自己什麼可吃、什麼不可吃，不如打造一個健康的生活及飲食環境，自然而然融入其中要來得簡單多了。

比方說，朋友邀約你去吃到飽的麻辣鍋餐廳，很少有人可以禁得起香氣四溢的食物誘惑。就算你想控制食量，心裡卻有另一個聲音響起：「多吃一點嘛，錢都花了！」所以我們常會在餐廳門外聽到有人哀嚎，「為什麼我要這樣虐待自己，真不舒服！」

或者，如果你的同事每到下午就開始訂飲料，或是從如同哆啦 A 夢口袋般的抽屜裡拿出零食與你分享。與其如此，不如在家中、工作環境中盡量減少零食的存放與購買，或者是自己準備健康點心，否則在沒有選擇的情況下，又有多少人可以長期禁得起誘惑呢？

因此，如果你已經從自我改變中體會到「吃對食物」的好處，那麼

請你務必將這份好處與你的家人及朋友分享。

分享你的減重計畫給身旁親朋好友是建立支持系統最有效的方法之一。請配合《代謝型態減重全書練習本》【6-3 生活落實：建立家庭、朋友支持系統】的練習，將你的減重計畫與目標分享給至少五位朋友，相信你的親朋好友們將會給你最大的支持與鼓勵。

# 7 打造易瘦體質的妙方——排毒

只要細胞代謝順暢,自然就能迅速瘦身,身體也將更為健康。
現代人「難瘦」的主要原因是因為環境及食物汙染,
體內累積大量毒素,無法順利代謝。
本章將教你生活中有效且簡單的排毒方法,
徹底轉變細胞代謝速度,讓你愈瘦愈容易。

## 真的有人喝水就會胖嗎?

儘管許多人積極進行飲食調整及運動,用盡各種方法鼓舞自己堅持下去,但說也奇怪,為什麼一起減重的朋友體重可以規律往下掉,而自己的體重卻不動如山,這到底是怎麼一回事?

遭遇這種情況,真的讓人十分苦惱。難道真有連喝水、呼吸都會胖的體質嗎?別擔心,其實這是一種很常見的現象!

減重時,脂肪會分解成「廢物」及「水分」,但隨著個人體質不同,廢物及水分不見得會立即排出體外,尚需經過一段時間的生化轉換及醞釀。

所以,如果你能在熱量控制下,再搭配符合個人體質的營養比例食物,相

信不用多久就會發現體重果然又開始下降。

正確的體重下降速度應該是「階梯式」而非直線式。如果能有這樣的認知，就不會因此受挫而輕易放棄。

可是，有些人確實感覺到自己的代謝速度比一般人慢。更糟的是，不但瘦得慢，胖得更快。

請注意，如果你出現這種情形，代表身體的能量代謝系統出了問題，導致細胞無法順利吸收營養，也無法快速將營養轉變為維持生命的能量，生理機能處於虛弱狀態。

營養無法進入細胞順利轉換成能量，就好比開著一台破舊卡車，即便將油門踩到底，也只能看到排氣管排放大量黑煙，行進卻依然龜速。換言之，你的代謝「卡」住了，這正是造成「代謝不順」的原因。

「代謝不順」的最大原因是身體遭受汙染。許多不良環境因素及毒素已成為現代文明生活的一部分，也對健康形成莫大挑戰。而這些不良因素會以下列幾種方式影響我們的健康：

一、全面性地阻礙、毒化身體細胞、組織、器官、系統及生化運作功能。
二、許多毒素為化學合成物質，非但無法為身體所利用，還會致癌，引發各種健康問題和慢性疾病。
三、體內過多毒素會促使脂肪生成，以包覆毒性物質，避免毒素在體內流竄，但同時也增加了減重的難度。

因此，務必使「排除體內毒素」成為你瘦身計畫中的重要部分。請依照本章排毒方法，確實執行，你會發現，不只在減重成效上，就連許多身體症狀都能因而產生戲劇性地改善。

## 我被汙染了嗎？身體毒素量檢測

「毒素」常充斥在我們周遭的生活當中。空氣汙染、水汙染、食物汙染等外在環境汙染會經由各種不同管道囤積在身體裡面，而這也成為劣化體質的最大禍首。

身體天生具有「解毒」及「排毒」功效。無奈的是，人類為了追求經濟及生產力，間接生產出大量的人造化學物質，每天吃的、喝的、擦的、接觸的、呼吸到的一切東西，這些化學毒素都無孔不入，最後進入體內，汙染細胞，造成慢性中毒。這就是為什麼許多人用盡方法，體重卻依舊不動如山的原因。

甚至，現代醫學不時出現讓人難以理解卻又不易治療的症狀（如過敏、紅疹、精神不濟、細胞不正常增生等），極有可能就是這些毒素所引發。

為了了解體內毒素累積狀況，請利用下表進行自我檢視，回顧自己近半個月來的狀況，若有符合者請打勾。最好每月檢視一次，以觀察身體的改變。

建議你將評估結果記錄在《代謝型態減重全書練習本》【7-1 自我檢測：身體殘留了多少毒素？】中。

| 毒素症狀 |
| --- |
| □ 01 與他人相比，自己容易出現火氣大、嘴破或口臭等症狀 |
| □ 02 思緒不清晰，專注力差 |
| □ 03 每日平均睡眠超過 7 小時卻仍感覺睡不飽，精神不濟 |
| □ 04 有失眠困擾 |
| □ 05 經常性過敏，如打噴嚏、流鼻水、皮膚起疹子、咳嗽、搔癢、氣喘…… |
| □ 06 皮膚粗糙或長痘子（不限於臉部，身體任何部位都算） |
| □ 07 身體經常感到緊繃、酸痛 |
| □ 08 經常處在焦躁不安的情緒中，很難感到平和快樂 |

□ 09 對外界的人、事、物提不起興趣或興奮的感覺

□ 10 容易感冒，免疫力低下

□ 11 容易疲倦

**生活型態**

□ 12 平均 2 天以上排便一次，或有便祕困擾

□ 13 常會吸入汽、機車廢氣

□ 14 有抽菸習慣

□ 15 過量飲酒（男性每日超過 30c.c.酒精，女性超過 15c.c.酒精；若以酒精量推估實際飲用量，約為男性每日喝超過 2 瓶 350c.c.的啤酒，女性超過 1 瓶 350c.c.的啤酒）

□ 16 喜歡吃加工食品而非天然食物

□ 17 常處在密閉環境裡生活或工作

□ 18 高壓力的工作及生活環境

□ 19 一天飲用潔淨白開水少於 2000c.c.（茶、飲料、湯品皆不算在內）

□ 20 不喜歡或不容易吃到大量蔬菜、水果

檢視結果，若打勾數目在三個以下，代表身體只有累積少量毒素；若介於四至十個，代表身體已經累積一些毒素，並開始干擾代謝及運作，無法產生能量，身心能力開始減弱，減重變得困難；若超過十個，代表體內已遭受嚴重毒素汙染，這些毒素會嚴重影響身體健康，引發各種疾病，不但讓減重變得極為困難，也會阻礙你的思緒能力。

## 阻礙代謝的四大毒素

當我們注視初生嬰兒，那清澈的明眸、光滑晶瑩的皮膚、童貞的純粹喜悅和自然勃發的生命力，就像是神的恩賜與生命的奇蹟。這是生命最完美無瑕的狀態，但為什麼當我們年紀漸長後，眼神卻變得混濁、皮膚會開始長出斑

點和皺紋、終日憂愁掩蓋了我們應當有的活力呢？那是因為我們已經偏離了
自然所賦予我們的本能和軌道。

儘管現代醫學發達，卻無法帶給我們更健康的身體，反而出現更多原本不
應存在的疾病和症狀，難道這是無法改變的宿命嗎？不是的，只要回溯生命
源頭，從飲食、生活習慣和健康情緒做起，即便你不刻意追求，「健康」自然
也會回到你身上。

當我們選擇天然且符合自己代謝型態的食物時，就是對自我最真切的回
應。當我們避開生活中「非自然」的干擾，內在細胞追求健康的自然能力就
會重新回到身上，展現最不可思議的自我療癒與調整，「排除毒素」就是最重
要的一步。

所有毒素都是累積而成，只要你認識它們，就能學會如何避開。下列是現
代生活中，最容易阻礙代謝的四大毒素。

### 一、無所不在的環境毒素

下面列出數種人們經常接觸，卻容易輕忽其傷害性的環境毒素。人體雖有
解毒功能，以下所列物品的毒性也未必強烈，但你必須警覺的是「長年累
積」的可怕性。

假設你使用的是某牌含有化學毒素的牙膏，那麼三、四十歲的你代表已經
接觸毒素三、四十年了。

請檢視以下項目，看看自己是否已經暴露在環境毒素中而不自知。

### 1 洗衣精、盤碟清潔劑

應避免化學、非天然的洗衣精、碗盤清潔劑、香氣濃郁的衣物柔軟精、床
單乾燥劑及衣物乾洗劑，這些都是環境毒素的大本營。

## 2 藥品

「服用藥品」應視情況而定，但請避免非必要的藥物使用。若對藥品使用方式存有疑慮，可詢問專業醫師、查詢藥典（如醫師用藥手冊（PDR）），或藉助專業查詢網站，了解藥品的短期及長期副作用。

## 3 身體清潔、化妝及保養品

避免所有工業用、非天然或化學性的皮膚、頭髮清潔保養產品。比方說，化學香水、刮鬍水、古龍水、化妝品、洗髮精、牙膏、牙籤、唇膏、染髮劑和其他整髮劑、除臭劑、止汗劑和體香膏等，這些物質都會經由皮膚吸收，進入體內，影響代謝。

## 4 重金屬汙染

重金屬汙染常來自被汙染的深海魚類、骯髒鏽蝕的水管、加工及被汙染的食物等。而所謂「重金屬」則包含了鋁、砷、鎘、鉛和汞等，這些重金屬會蓄積在器官中，影響器官作用、排擠身體所需礦物質、混亂酵素活性，干擾人體中樞神經及內分泌的作用。

## 5 塑膠儲物容器

有些毒素是因為以塑膠容器盛裝食物或飲料時，所溶濾出來的。當你檢視任何塑膠容器底部，會看到各種代表不同材質的數字（1～7）。這些塑膠毒素我們稱之為「環境荷爾蒙」，會干擾身體荷爾蒙的運作。

建議你，盡可能不要使用塑膠容器，尤其加溫後更容易溶出有害物質。若真要使用，請使用標示數字為2、4、5三類的塑膠容器會較為安全，並留意其耐熱溫度，小心使用。通常這些號碼會標示在容器底部的三角形中。

## 塑膠容器材質分類表

| 號碼 | 材質 | 耐熱溫度（°C） |
|---|---|---|
| 1 | 聚乙烯對苯二甲酸脂（PET） | 60～85 |
| | 常用於礦泉水、飲料瓶；耐熱度不高，不可重複使用、不能在熄火汽車中日曬。 | |
| 2 | 高密度聚乙烯（HDPE） | 90～110 |
| | 常見於保健食品罐、清潔或沐浴用品罐，耐熱高，是相對穩定的材質。 | |
| 3 | 聚氯乙烯（PVC） | 60～80 |
| | 常用於塑料盒、雨衣、建材；很少用於食品包裝，容易釋出毒素。 | |
| 4 | 低密度聚乙烯（LDPE） | 70～90 |
| | 常用於保鮮膜、塑料膜；耐酸鹼但不耐高溫，切勿放入微波爐中加溫。 | |
| 5 | 聚丙烯（PP） | 100～140 |
| | 常見於飲料瓶、微波餐盒，是唯一較耐高溫、耐酸鹼的塑膠材質。 | |
| 6 | 聚苯乙烯（PS） | 70～90 |
| | 常用於泡麵碗、快餐盒；不可盛裝高溫食物。 | |
| 7 | 其他類 | 隨材質而定 |
| | 非以上六類材質皆歸屬此類。雖部分聲稱可耐熱達 100°C 以上，仍需小心使用。 | |

資料來源：行政院環境保護署‧資源回收管理基金管理委員會

## 二、慢性食物過敏原

「慢性食物過敏」與一般人熟知的「急性過敏」並不相同。「急性過敏」的過敏原通常不一定是食物，而是吸入性或接觸性的物質，像是花粉、灰塵或一些化學物質。這類過敏原導致的過敏反應常來得又快又急，一下打噴嚏、一下皮膚起疹子，你能當下知道是什麼東西讓你過敏。

「慢性食物過敏」就不同了，它通常是由某種食物引起，會干擾身體的正常運作，導致生化失衡及嚴重的身體發炎現象，進而產生身體甚至是心理情緒上的障礙。更可怕的是，它的過敏反應是在攝取後的二十四至四十八小時才會發作。讓人難以確定是什麼食物造成。

有極高比例的肥胖者有著嚴重的慢性食物過敏症，它會使你的身體一直處在慢性發炎、水腫虛胖狀態，許多人更會經歷到皮膚紅疹、疲勞、心悸、頭痛、失眠、甚至是情緒低落的症狀。

如果你一直認為自己是過敏體質，或不知為何很難瘦下來，強烈建議你可以執行慢性食物過敏檢查。當你知道自己的過敏食物，並從日常生活飲食中移除後，很快地你就會覺得全身的代謝都順暢起來，整個人也變得更有活力。許多例子顯示，避開慢性過敏食物，可以快速消除身體的莫名水腫。

過敏學者羅拉‧鮑爾博士（Laura Power, Ph D.）指出，最普遍的過敏食物依照其嚴重程度分別為牛奶、起司、小麥、花生、茄類、豆類、蛋類、穀類、水果、雞肉、紅肉、海鮮、堅果和糖。

你是否感到驚訝，這份名單幾乎包含了所有常見食物？所以，其實很多人每天都在吃讓自己過敏及阻撓代謝的食物而不自知。因此，除了嚴格遵守代謝型態飲食的正確及比例原則外，找出「食物過敏原」可能會讓你初次感受到「細胞正在流暢愉快的工作」呢！

下圖為「腸漏症的成因」示意圖，淺灰色部分為「腸道黏膜」。正常情況

下，腸道黏膜只讓經過消化分解的蛋白質小分子通過，再進入身體；可是，一旦腸道黏膜破損產生漏洞，許多毒素或蛋白質就會直接大搖大擺的從腸黏膜破洞進入體內，導致過敏產生。

想要修復腸道損傷，請務必排除食物過敏原，補充適當的消化酵素和有益菌，如此對於全面健康的提升也有莫大的助益。

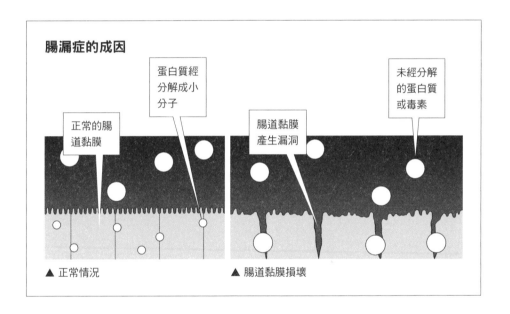

三、心理壓力

「自律神經」（包含負責發揮力量的「交感神經」及負責療癒放鬆的「副交感神經」）講究的是協調合作，但心理壓力大時，容易造成交感及副交感神經的衝突失衡，進而影響代謝及身體荷爾蒙的平衡。

神經及荷爾蒙若是失衡，容易出現失眠、發抖、頭痛、無法放鬆、消化不良、累積脂肪、便祕等症狀。因為壓力而分泌出來的荷爾蒙濃度過高，更會成為身體毒素，讓體內就像個混亂無序的戰場。

試想，如果一個國家戰亂不斷，人民又該如何安居樂業，各司其職。而身體細胞的傷亡和破壞，又會造成多少負面影響。

因此，「壓力」這種心理毒素看似抽象，但其帶來的實質傷害卻遠超乎你的想像。「壓力」對減重的衝擊來自多方面，包括情緒失控帶來的暴食、毒藥般的壓力荷爾蒙會不斷累積干擾代謝歷程，讓健康走下坡，快速累積體脂肪。至於「如何紓解壓力」又是另一個繁複的問題。

一個人主觀經歷到的壓力感受，是生命事件、經歷、時空背景、人際關係以及內在性格、思考習慣、潛意識複雜交錯形成的。你可以選擇自我觀察與探索，或是學習他人經驗，甚至求助專業心理師，但想讓身心迅速放鬆以達到「自律神經」的平衡，卻也沒有那麼困難。

最簡單的方法（可參考章末的「心理師小叮嚀」），是每天給自己一小段專屬的時間與空間來進行放鬆冥想。隨著呼吸和想像的導引，這種「心理壓力」毒素所帶來的傷害就會在體內逐漸減少或消失了。

## 四、汙穢的空氣與缺氧

我們幾乎每天都在吸入汙染或不潔淨的空氣。包括建築物整修後的油漆溶劑、新地毯、芳香且剛烘乾好的衣服、化學香水味、空氣芳香劑、清潔劑，更別說一出門就必定會吸入體內的汽、機車廢氣……。

但如果你因此以為室內空氣一定比室外乾淨，那就大錯特錯了。室內空氣由於一些家具塗料、電氣用品散發出的化學物質，從地毯、床褥飄散的粉塵加上密不通風的環境，在最糟的狀況下，空氣品質可能比室外空氣還要骯髒好幾百倍。

以成人每分鐘呼吸（一吸一吐）約十八次來算，一天會高達二萬五千九百二十次。這麼龐大的呼吸頻率會讓你一點一點吸入的毒素日復一日

地累積，最後成為一股干擾身體運作與代謝的可怕力量。

如果你發現空氣品質不佳，請考慮使用空氣清淨機、負離子空氣淨化器和臭氧機，或是種植室內植物。

研究發現，有許多植物，如狹葉粗肋草（中國萬年青）、白紋草（吊蘭／掛蘭）、龍舌蘭科（白紋竹蕉）、香龍血樹、紅邊竹蕉、黃金葛、垂榕、常春藤、蕨類（腎蕨）、蘭科（一點紅）、桃葉藤、羅比親王海棗、合果芋、短葉虎尾蘭；黃金葛類包括白金葛、金葉葛和綠葉黃金葛、白鶴芋等，可以抵銷室內大部分的空氣汙染物質。

事實上，室內植物被發現確實可以在使人們生病的汙染環境中茂盛生長，愈毒的環境，生長得愈好。只需要這些神奇植物的十五至二十株，就可以淨化五十坪的家庭環境。建議你參考行政院環境保護署編印的《淨化室內空氣之植物應用及管理手冊》一書，書中有相關的淨化空氣植物詳盡介紹及其栽培方式。

空氣不但要乾淨，還要有「足夠的氧氣」。想讓細胞的代謝最佳化，必須具備幾項基礎及重要條件：正確的營養素比例、體內充足且純淨的水分，以及絕佳的氧氣供給。

所有生物所需能量都是由「三磷酸腺甘」（ATP）這種化學物質水解產生能量而來。一單位的葡萄糖，會產生三十八個 ATP，因此可以有效燃燒脂肪。但在缺氧狀態下，卻只能產生二個 ATP，整整少了十九倍！

當我們極力維持細胞正常代謝及燃燒脂肪的目的時，「缺氧」會造成如此大的反效果。而你必須知道的是，癌症細胞就喜歡缺氧環境，當你的身體愈缺氧，罹患癌症的可能性就會比其他人更大。

此外，肥胖者的生理反應會使所需要的氧氣比瘦的人多，但偏偏這些人呼

吸新鮮空氣及運動機會又比別人少，在如此惡性循環下，難怪許多肥胖者會抱怨自己為什麼那麼難瘦。

那麼，該如何讓自己的身體處在「充氧」狀態呢？

「腹式呼吸」就是一種絕佳的呼吸方式，它可以讓身體的充氧量快速上升，使你脂肪和熱量燃燒得更完全、更迅速。本書第五章的運動，也是一個讓身體充氧的絕佳方式，請依照你的代謝型態做適合的運動，同樣可以快速代謝體內二氧化碳，吸入更多氧氣。

當然別忘了，不論你是做放鬆冥想還是運動，周遭環境空氣的含氧量是否充足，以及考量空氣的純淨度都是非常重要的。

生活中毒素真是無所不在，不但會影響我們的生活品質，還會成為減重的瓶頸。請配合《代謝型態減重全書練習本》【7-2 思考演練：無所不在的環境毒素】，重新檢視自己的生活環境。


## 第七招　基礎排毒由內而外

當你了解這麼多干擾身體代謝的毒素殺手居然這麼「平易近人」的在你左右，是不是覺得毛骨悚然呢？不過現在至少有一點不同，那就是你已經知道「它們」的藏身之處，不再是敵暗我明，你可以選擇正面迎擊或是側身避過。但這些殺手的陣營龐大，稍有不慎，仍難免遭受攻擊。

怎麼辦？沒關係，我們的身體也不是省油的燈。上帝在創造身體時，早就把強力的排毒及自癒功能安裝在體內，你只要知道如何開啟或加強它們，就能把這些代謝殺手全部趕出體外。

下列，我們將介紹幾種最有效的排毒方法，或許有些方法較為耗時費事，但請相信，效果一定會讓你滿意。

## 一、務必吃對你的代謝型態食物及比例

根據「個人代謝型態」選擇正確食物和適當蛋白質、脂肪、碳水化合物比例，是一切健康的源頭與基礎。

正確的燃料能讓一部機器分毫不差地運轉，產生最大動力。光是做到這點，就已經足以逆轉身體大部分的失衡與疾病狀態，更不用說只是生物體眾多功能之一的「排毒」了。

## 二、喝足夠且乾淨的水

減重很難嗎？當然不會！很多人光只是養成每天喝二〇〇〇 c.c. 水的習慣，體重就已經開始往下掉。

人體百分之七十以上由水組成。以身體代謝的觀點來看，水幾乎可以稱得上是最重要的營養素。

水在體內擔負的重任遠超乎你的想像，它必須輸送營養、排除廢物，如果喝的水不夠，血液會變得濃稠，所有生理機能也都將停擺，包括脂肪燃燒及廢物代謝，一旦如此，想瘦就會變得非常困難。

其實，現代人的「脫水」問題很嚴重，它是個牽涉廣泛的問題。「脫水」代表身體含水量無法提供代謝的化學作用所需，所以從細胞運作到器官、系統功能都會跟著衰弱，而表現出來的症狀可能有頭痛、疲倦、精神不濟、慢性疼痛、高血壓和消化問題。

「口乾」通常是脫水前期的徵兆，想要避免脫水引發的問題，每天至少要喝水二〇〇〇 c.c. 以上，而且可別等到真的很渴時才想到要喝水。

請注意，二〇〇〇 c.c 並不包含你所喝的咖啡、茶、湯或飲料，這些非水飲品只會讓你的健康和體重更加惡化。喝水，必須兼顧「質」與「量」。

許多河流、水源已嚴重遭受殺蟲劑、肥料、酸雨、重金屬、工業化學物質等汙染。許多運輸管線、公共淨水系統是多年前興建的，當初設計只是要處理水裡頭的細菌，但對現今環境慣見的化學毒素都是束手無策。

對於飲用水，最好的方法是自備淨水儀器，有一台好的淨水儀器可以解決多數水質不佳的問題。

每天喝足夠、乾淨的水是最簡單且方便執行的排毒方法。請配合《代謝型態減重全書練習本》【7-3 生活落實：喝水，最簡單的排毒方法】的練習，重新檢視並規劃自己的飲水習慣。

### 三、乾刷皮膚

「皮膚」不但是排毒器官，也是身體最大的器官。往往它會最早出現退化或不平衡狀態，而且也要到最後才能痊癒。它的重量相當於二倍的肝臟或大腦，且占全身三分之一的血液循環。

皮膚的功能包括擔任身體結構的保護者、協助身體調節體溫、藉由吸收氧氣與其他營養素進行呼吸作用、幫助排除體內有毒廢物。

皮膚的重要性常被忽略，但它是維持生命所需的重要器官。皮膚雖然有某種程度的保護作用，但大部分物質仍可經由皮膚進入淋巴及血液系統。許多品質不佳的沐浴用品、保養品或是化妝品，都是讓你接觸吸收化學物質或毒素的管道。長期下來，你的肝臟與腎臟必須努力工作，才能解除這些有害物質的影響。

皮膚的功能和腎臟有類似之處，因為它就像腎臟一樣會調節身體水分。皮膚的主要功能之一是透過它的毛孔進行排毒。每平方英吋的皮膚包含數百個由微小肌肉所組成的毛孔，必須肩負起將毒素排出體外的工作。

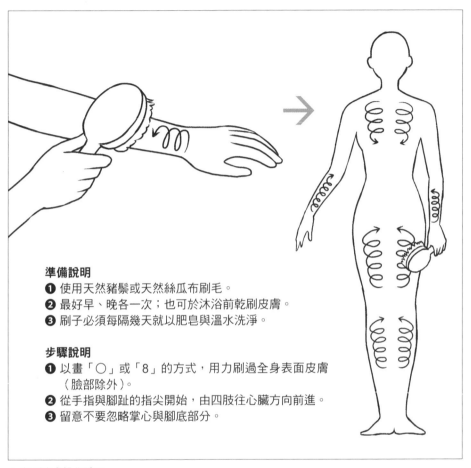

**準備說明**
❶ 使用天然豬鬃或天然絲瓜布刷毛。
❷ 最好早、晚各一次；也可於沐浴前乾刷皮膚。
❸ 刷子必須每隔幾天就以肥皂與溫水洗淨。

**步驟說明**
❶ 以畫「〇」或「8」的方式，用力刷過全身表面皮膚
　（臉部除外）。
❷ 從手指與腳趾的指尖開始，由四肢往心臟方向前進。
❸ 留意不要忽略掌心與腳底部分。

▲ 乾刷皮膚操作說明

　　想要促進皮膚的整體效能，「乾刷皮膚」是最簡單、有效的方法。每天乾刷皮膚，可以維持皮膚健康、光澤以及功能。

　　除此之外，「乾刷皮膚」的好處還包括去除角質、清潔毛孔、刺激皮脂腺功能、維持皮膚的柔嫩與年輕、促進全身血液循環、活化肌肉狀態與分散脂肪細胞、藉由刺激末梢神經來提振神經系統、協助身體排毒、促進健康與活力。

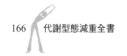

　　上述介紹的基礎排毒方式都是經過證實，既簡單又有效果的方法，而「乾刷皮膚」的效果更是出乎意料的驚人。如果你能定期執行書中所提供的排毒方法，即使無法保證你百病不侵，但相信幾週之後，一定可以明顯發現自己體質的轉變，不但變得神清氣爽，膚質也會顯得更加光滑有彈性。

# 心理師的小叮嚀

## 放鬆冥想與自我催眠

你是否對「催眠」充滿好奇？或許你想到的，是舞台上充滿神祕的催眠師。其實，催眠更是一種轉變行為及習慣的有效方法，只要抓住訣竅，每個人都可以靠「自我催眠」來減重。

學習「自我催眠」有兩個步驟，首先必須先學會放鬆冥想，接著才能真正進入自我催眠狀態。

身體需要排毒，心靈當然也需要排毒。「放鬆冥想」本身就有釋放心理壓力的巨大效果，只要讓自己順利進入放鬆狀態，在潛意識中「植入」正面暗示，催眠減重就大功告成。

## 步驟一　放鬆冥想

只要你能持續練習，據科學研究發現，「放鬆冥想」可以降低體脂、血糖，提升記憶力、情緒的穩定度、洞察力，甚至許多身體功能及智力也會跟著提升。

現在，就請跟著以下說明，開始一段冥想的練習吧！

### 操作說明

冥想時間從五分鐘到數十分鐘皆可。練習愈多，愈可以長時間專注，也愈容易得到心理及生理上的放鬆效果。每天睡前，請你練習冥想十分鐘，或者你也可以在任何允許時間做這項練習。

**準備說明**

❶ 找一個安靜、燈光略為昏暗的場所。

❷ 解開或拿下身上所有束縛（如眼鏡、皮帶、手錶等）。

❸ 選擇一個舒適的姿勢坐著，但脊椎須呈一直線。


**步驟說明**

❶ 深深地放鬆全身肌肉，從頭部開始，逐漸往下到臉、脖子、肩膀、雙手、背部、胸部、腰部、臀部、大腿、小腿……逐一放鬆各部，直到腳掌為止。

❷ 選擇一個自己的咒語。比方說，「放鬆」、「平靜」、「快樂」，甚至是沒有意義的「嗡」的聲音，任何一個簡短卻對你有放鬆意義的詞彙皆可。

❸ 輕鬆自然地呼吸。在你呼氣的同時，也請在心裡默想自己的咒語。

❹ 當你放鬆到某種舒服程度時，可以開始觀想自己正處在一個舒服環境中。比方說，海邊、風和日麗的郊外等。

❺ 當你覺得放鬆得差不多時，可以慢慢睜開眼睛，但不要使用鬧鐘，以免自己受到驚嚇。


當你腦中開始出現任何思想、情緒、身體上的感覺，或是環境中發出的任何聲音時，請讓自己「被動地」去接受它，但不要跟隨它。把自己當成旁觀者，讓它們自由地來，也自由地去，心中不要有任何判斷，也不要涉入其中。

但如果你的注意力被上述來自內心或外在環境的刺激所干擾時，也不用氣餒。只要慢慢地再將注意力拉回到你的呼吸及咒語上即可。

　　不要去想自己是否已經真正進入一個放鬆狀態，讓自己隨著自己的步調前進，只要按照上述步驟，就算是完成練習了。

## 步驟二　自我催眠

　　自我催眠最棒的地方，就是它可以既輕鬆又自然的改變身體對於胖瘦的設定。

　　當你的身體和潛意識認定自己是結實又充滿活力，那麼當你被催眠時，就會充分運用你所攝取的食物燃料，再轉化成能量與活力，讓你不會時時刻刻都想吃東西。因此，在自我催眠的放鬆時刻，請告訴自己以下幾個句子：

　　「每一天，我都會經驗到一種新的、健康的、有活力的能量充滿在我身體裡，讓我愈來愈結實、苗條。我彷彿看到一個很棒的自己，感覺非常地好。」

　　「當我用對方法、吃對食物，我的肌肉就逐漸生成，脂肪也會加速燃燒。每一天，我都會甩去一些體重，直到我和周圍的人都感覺很棒為止。」

　　「我融合了所有正確方法在我的生活當中，因此我必定可以輕鬆愉快地獲得健康，以及我想要的理想體重。」（請鮮明生動地想像自己達到理想體重的樣子，並且舒服的處在其中。）

　　上述這些句子，讀起來是不是都很舒服呢？按照這樣的邏輯，其實

你也可以自己編寫一些正面指令，但前提是要能夠讓你覺得舒服或開心的句子。

　　你也可以把這些句子貼在自己容易看見的地方（如電腦桌面），你會發現，怎麼不知不覺地體重就這樣減了下來！

# 8 為未來的健康和身材導航——
## 如何執行與維持

體重下降不算成功，能夠長期維持才算是真正成功減重。
根據調查，一旦減重者恢復原有飲食及生活習慣，
復胖機率就會高達九十五％以上。
如果不想永遠與肥胖作對或與美食為敵，只要謹記本章所提重要準則，
就能具備持續健康減重的能力，打破復胖魔咒。

## 你必須具備持續健康減重的能力

　　無論你是採用代謝型態飲食減重，還是其他新奇方式減重，甚至你還沒有真正開始減重，我們都得鄭重提醒「維持，才是真正的開始」。

　　現今很多可信的醫學臨床研究都提出一項事實，「許多減重者在執行任何一種減重計畫成功後的兩年，體重又再度回到原點。」這真是令人沮喪！難道減重就得終身抗戰嗎？

　　可以肯定的是，沒有一種方法或妙藥可以快速達到理想體重，即使你渴望美麗窈窕的心有多麼迫切，甚至願意不惜付出任何代價，只求快速恢復昔日風采，但終究得面對「瘦得多快，復胖就有多快」的殘酷事實。只要仔細思

考造成肥胖與復胖的原因，我們一定可以找到達成理想體重的方法。

許多有關減重的研究指出，一個適當的減重計畫，多半以十二週作為減重週期，循序漸進地執行，順應身體的生理節律，才能持續且健康減重。

許多慢性病患者每三個月就必須回醫院做門診追蹤，抽血檢查生理指數（如血糖、糖化血色素、膽固醇、尿酸、肝功能指數等）的變化。因為人體的紅血球生命週期為九十至一百二十天，血液中的紅血球在人體主要功能為輸送氧氣、養分及細胞代謝廢物。大約每三個月，紅血球細胞會進行新陳代謝（老細胞凋亡、新細胞再生），因此，可以從檢查血液中的代謝產物數值，了解生理代謝功能是否異常。

一如中醫裡的「四季養生論」認為，隨著春、夏、秋、冬四季氣候與飲食不同，人體體質也會跟著改變，養生方式也不盡相同。

任何一位減重者在執行減重三個月後，都應該執行「維持計畫」，理由有二：一是因為減重後的身體，已經有了變化；二是因為減重對身體來說是一種「壓力」，沒有任何人喜歡長期處在壓力下過生活。

瘦身成果維持愈久，身體愈能記憶這美好健康的感受，並且保持在一個良好代謝與體重穩定的狀態。即使偶爾大吃大喝，也不會立刻回升體重，身體智慧會啟動提醒機制，也會敏銳地提出抗議，讓你自然而然回到舒適狀態的飲食生活習慣，而以上過程完全不需要與飢餓對抗，也不需要痛苦地控制飲食。只要相信自己，你就一定可以做到。

如果你離目標體重還有一段相當距離，「維持計畫」對你來說就顯得更為重要。因為維持計畫做得愈徹底，等到進入下個減重階段，愈容易享受到減重的成果及愉悅。

透過前面章節，你已經了解許多具體、實用的減重方法，包括從個人體質

的探索、食物的挑選、做對適合自己的運動、減重心理技巧的使用等，如此豐富又面面俱到的把減重者所可能面臨的困境完整解析。

無論你從書中何種方法開始執行，只要做到確實、徹底，多數人都能在短時間內減去身上惱人脂肪。

然而，未來生活中依然充滿各種美食的誘惑，如果沒有真正改變或是學會應變處理原則，誰都沒有把握可以不讓自己復胖。

維持身材是需要方向及目標的，唯有將這些方法潛移默化成為一種生活態度，才能讓自己徹頭徹尾，由內到外煥然一新。

本章將整合書中所有資訊，教你設計維持計畫，學會替自己未來的健康和身材導航。相信自此之後，你不會再去追逐所謂的新潮減重法，也不會無奈看著自己體重再度直線上升而無計可施。

## 如何利用本書培養「減重一次就成功」的特質

如果你以為減重可以像國父十次革命，在第十一次成功，那麼你就錯了！縱使你有超強毅力與耐力，或是你曾經歷幾次減重戰場，攻無不克，但終究你還是會發現，「怎麼愈減愈肥、愈來愈難減呢？」想要減重一次成功，那麼「維持理想體重」就是一件很重要的事！

「確定自己具備持續減重的能力」，才是最好的減重方法。再次提醒，每歷經一次減重行動，身體就要陪你大戰一場，你要有「輸了就沒機會」、「只許成功，不許失敗」的決心。

捍衛你的身體健康，讓身體維持在良好代謝狀態，讓自己能從減重戰場上全身而退，是你優先且唯一要做到的任務。

　　減重者的「信念」非常重要！剛開始，這個信念會幫助我們建立減重知識和技術，接著就要靠減重者自己能否執行信念了！

　　知識就是力量，請試著和自己的身體智慧對談，千萬不要嫌麻煩，也不要討價還價，一定要積極展開行動！透過下列「減重信念自我檢測」，可以幫助你找出自己的減重心態，進而了解適合你的行動方案。

　　建議你可配合《代謝型態減重全書練習本》【8-1 自我檢測：減重信念自我檢測】表格作答。

---

01 關於減重，下列敘述何者最符合你的現況？
　　Ａ 試過多種流行的減重方法，但總是半途而廢或很難瘦下。
　　Ｂ 有成功也有失敗的經驗，但最終都還是以復胖收場。
　　Ｃ 只要減重，幾乎每次都能達成目標，可維持半年以上的時間。

---

02 關於心態，下列何者最符合你在「減重期間」的情緒？
　　Ａ 在挫折、自責、放棄及心情低落中徘徊，不太相信自己可以減
　　　　重成功。
　　Ｂ 抱著苦行僧般的心態，默默忍受過程中所帶來的煎熬與不便。
　　Ｃ 愉悅且充滿成就感，面對挫折也可自我調適或輕鬆以對。

---

03 關於身體，下列敘述何者最符合你的現況？
　　Ａ 雖然在意身材，但不太了解自己飲食、生活習慣與健康的關連。
　　Ｂ 偶爾會關注健康資訊，但總覺得那是醫生和專業人員的專長。
　　Ｃ 很關心自己的健康，盡量吃好食物並維持健康生活習慣（如運
　　　　動、早睡早起）。

04　關於運動，下列敘述何者最符合你的現況？

　　Ⓐ 能不動就不動，怕流汗、怕熱又怕累。

　　Ⓑ 不排斥一般性的體力活動。比方說，偶爾會多走路、偶爾會和朋友打球或爬山。

　　Ⓒ 有固定且持續運動的習慣。

---

05　關於做事習慣，下列敘述何者最符合你的現況？

　　Ⓐ 雖然有計畫和目標，但常會因為一時衝動或懶散而前功盡棄。

　　Ⓑ 需要許多鼓勵或壓力才能完成目標。

　　Ⓒ 可自行設定目標且按部就班達成。

　　上述題目，選擇Ⓐ者得 1 分；Ⓑ者得 2 分；Ⓒ者得 3 分。加總後，請參考下表分析，了解自我心態類型、特質與行動建議。

### 13 至 15 分：身體力行型

簡單相信，身體力行；不找藉口，習慣選擇先把事情完成再說；領悟力高，懂得舉一反三。建議將本書再完整閱讀一遍；將成功減重經驗運用在維持期，並廣泛和需要減重的人分享。

---

### 9 至 12 分：三心二意型

一邊執行的同時，會一邊懷疑；想太多，讓減重過程變得既辛苦又無趣；需要大量鼓舞與激勵。建議將本書再完整閱讀二遍；多閱讀有關激勵人心的報章書籍；與充滿熱情及體重標準的人為友。

**5 至 8 分：完全否定型**

劃地自限，抱持存疑方法的心態減重；覺得生活中處處充滿阻力，很
難減重成功；不想面對自己的肥胖問題。建議將本書再完整閱讀三
遍，建立正確的心態及知識，一定可以幫助你順利減重。

## 開始執行你的維持計畫

書中所介紹的方法都已經由審慎設計，既精簡又容易執行。這些方法不僅
適用於短期減重，最好可以將這些方法培養成為一種長期習慣。從科學研究
到臨床實證，我們可以確定這些習慣將讓你遠離慢性疾病與肥胖的威脅，打
造健康的人生。

想要培養長期習慣，重點在「專注」與「簡單」。下列是綜合本書所提供的
招式及方法。請你仔細想想，如果每天都要執行，你會選擇哪些呢？

| 打勾 | 招式及方法 |
| --- | --- |
| | 晚上六點之後不吃水果和甜食；晚上八點之後不吃宵夜（第一章） |
| | 吃對自己的代謝型態食物比例（第二章） |
| | 利用龐德飲食原則選擇食材（第三章） |
| | 食用自製代謝型態減重代餐（一天一餐）（第四章） |
| | 執行代謝型態運動計畫（第五章） |
| | 執行有效達成減重目標的心理技巧（第六章） |
| | 執行免於生活環境毒素威脅的計畫（第七章） |
| | 開始執行維持體重計畫（第八章） |

上述方法如果在減重初期同時執行，可能會干擾原有生活步調，甚至造成混亂，讓你匆促開始，草率結束。因為人的動機強度常會在一至二週內就消耗殆盡，愈繁複或劇烈的改變，就愈容易受到挫折。

所以我們建議你可以先從中挑出最容易執行，或是過去完全沒有做過的三項方法，以四週為期來努力挑戰，使其成為你生活中的一部分，然後再繼續挑選二至三項，反覆增加執行，你會發現，一切都將變得簡單且容易，而這就是行為養成與改變的關鍵。

建議你，可以利用本書所附《代謝型態減重全書練習本》，逐章檢視自己所需執行的重點，做好妥善規劃。

## 傾聽你身體的聲音

我們衷心期盼每個人都能做自己健康的主人。但想做自己健康的主人，首先必須養成「傾聽自己身體聲音」的習慣。透過自我覺察身體所發出來的任何訊息，尊重身體智慧，才能更有效率地掌握健康。

為了幫助你練習傾聽自己身體的聲音，也為了讓你體會輕鬆減重，不用吃藥、不用打針就能使困擾你許久的身心症狀，在身體智慧下展現驚人的自我療癒效果，我們設計了「自我身心覺察檢視表」來幫助你進行觀察。

請務必依照以下使用步驟，這會讓你的減重歷程更加豐富有趣，也會讓你對身體覺察的敏銳度大大提升。

步驟一　選擇本書其中一個章節，認真閱讀，了解其中所闡述的減重理論及方法。

步驟二　決定一段可以執行方法的時間，最好可以維持八週或更長時間。

步驟三　每週固定一個時間，仔細觀察並檢視表格中的各個項目。

請仔細觀察日常生活中，是否出現下表所列的不適狀況或習慣。如果有，請在空格內打勾。

| | | 第一週 | 第二週 | 第三週 | 第四週 | 第五週 | 第六週 | 第七週 | 第八週 |
|---|---|---|---|---|---|---|---|---|---|
| 生理 | 經常腰酸背痛或肩頸酸痛 | | | | | | | | |
| | 便祕、排便不順 | | | | | | | | |
| | 脹氣、消化不良 | | | | | | | | |
| | 腹瀉 | | | | | | | | |
| 心理 | 頭痛、偏頭痛 | | | | | | | | |
| | 精神不好、容易疲勞 | | | | | | | | |
| | 情緒起伏 | | | | | | | | |
| | 失眠、不易入睡 | | | | | | | | |
| 飲食與運動 | 喜歡吃零食 | | | | | | | | |
| | 喜歡喝含糖飲料 | | | | | | | | |
| | 習慣吃宵夜 | | | | | | | | |
| | 不喜歡吃蔬菜、水果 | | | | | | | | |
| | 食慾不佳 | | | | | | | | |
| | 不喜歡運動 | | | | | | | | |
| 其他 | | | | | | | | | |
| | | | | | | | | | |

當你養成並確實執行本書所傳達的方法，相信你就不會想再回到從前的自己，因為伴隨而來的體重及身心狀態的改善，會讓你重新體驗到生命的美好與活力。

## 第八招　早期警戒預防，維持窈窕不求人

減重成功後，要如何確保之後不會因為某些特殊生活事件或改變，導致自己再度復胖？當你發現自己不自覺又回到錯誤的生活型態，並且正部分或全面放棄你原本已經養成的正確習慣時，又該怎麼辦？

有個重要關鍵，那就是「設定自己的早期警戒系統」。所謂「早期警戒」就是你必須了解自己的弱點所在。許多研究顯示，造成復胖的原因，除了不正確飲食所造成的飢餓外，新舊習慣的衝突矛盾、自我形象的轉變等都是很重要的原因。

因此，如果你沒有心理準備或預先計畫，並且試著傾聽自己身體的聲音，那麼退步幾乎是必然的。

### ▌減重高危險情境探討

下列問題將幫助你分析自己的飲食模式，藉此釐清何時、何地以及為何你會做出危害減重目標的行為。請依照你常見的行為模式，回答下列問題。

建議你配合《代謝型態減重全書練習本》【8-2 思考演練：減重高危險情境探討】表格作答。

**情緒**

通常當我感到 _____，我會產生想吃東西的慾望。（請圈選）

> 開心／飢餓／緊張／無聊／壓力／寂寞／興奮／難過／害怕／挫折／
> 焦慮／憂鬱／看到某種食物／工作壓力／人際壓力／衝突事件／無助
> ／沒有希望／其他 _____

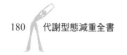

**地點**

我在 ＿＿＿＿＿＿，我會吃很多。（請圈選）

> 聚餐／看電視／閱讀／喝咖啡／下午茶／商業午餐／床邊／辦公桌前
> ／其他 ＿＿＿＿＿＿

藉由上述問題，提醒了我們過去對「吃」是多麼的不理智。

就第一題來看，如果你圈選了「飢餓」以外的選項，如緊張、難過、害怕等情緒類型的選項，代表你習慣用「吃」逃避真正該面對或解決的問題。

就第二題來看，如果你圈選了許多選項，代表你的飲食習慣被許多正餐之外的狀況所制約。還記得你在看電影時，是怎麼無意識地吃完手中爆米花的嗎？你圈選出來的其實都屬於生活中的高危險情境，而這就是復胖惡魔的藏身之處。

一旦你脫離自我設定的減重期，自然就容易走回過去錯誤的老路。你知道有些情況你就是會情不自禁，所以才更需要在心裡知道並盤算「什麼情況是屬於高危險情境」。

比方說，你的高危險情境可能包括了環境（如宴會、吃到飽餐廳、某類型聚會）或是你的情緒狀態（如焦慮、緊張或是無聊）。

因此我們建議你，當遇到下列狀況時，請自問下列問題並參考「解決之道」來加以應對。當然這些方法並非唯一答案，你也可以利用自己的創意來擊退這些狀況。

| 危險情境 | 解決之道（範例） |
|---|---|
| 不確定自己是否真的飢餓，但就是想吃東西 | 先喝一杯 500c.c. 的開水，並且遠離零食櫃；準備健康零食備用；進行簡單體能活動，如出去散步；放慢進食速度，讓理智發揮作用；吃對適合自己代謝型態的食物，避免脂肪無謂的累積。 |
| 每當心情不好或壓力大，很多人會選擇放棄健康生活並開始大吃大喝垃圾食物 | 藉由放鬆冥想或正確舒壓方式來解決心情不好的問題；從事自己喜歡的活動來轉移注意；盡早上床準備睡覺。 |
| 和同事到吃到飽的餐廳聚餐 | 三餐間隔正常，以免過於飢餓而失控；假裝自己是嚴苛的養生專家，只挑選新鮮、健康的食物，並懂得攝取自己代謝型態的飲食比例；只挑選食物，不挑選加工食品。 |
| 體重開始增加並超過 2 公斤 | 請停下你正在做的事情，思考「當我決定吃下這些食物，或是決定以懶散生活度日時，會造成什麼後果？」事前思索這些問題，可避免重蹈覆轍，無意識地跌入過往錯誤生活型態中。請重新複習本書，並開始執行你認為容易執行的幾個方法。 |
| 不想動及放棄運動 | 你可以從其他習慣開始，找回實踐健康生活習慣的快樂後，再開始重新運動。請參考第五章，從最簡單的運動開始，每天五或十分鐘皆可，重要的是找回那種感覺，重新培養習慣。 |

　　愈常暴露在減重的高危險情境，就愈需要預備及規劃適當的解決計畫。若再搭配正確的自我對話，效果更為強大。

### 建立正確的自我對話

　　失敗是生活中必然經歷，但很多時候，我們不是被環境打敗，而是被自己的負面想法打敗。許多人並非意志薄弱，而是背後隱藏太多看似理所當然，或讓人深信不疑的負面自我對話。

　　這時，「正確的想法和認知」就是拯救你的浮木，遠比你自我攻擊或自我放

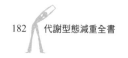

棄要來得好。

　　下列是一些關於減重的負面思考與自我對話，以及調整後的合理思考與自我對話。你是否也準備好要調整自己了呢？

| 狀況 | 負面思考與自我對話 | 合理思考與自我對話 |
|---|---|---|
| 復胖 | 我是個沒用的失敗者；減重是條不歸路，永遠都不會成功；我天生是個胖子，不管做什麼都沒用 | 復胖只是偏離健康生活型態的提醒，早期發現、重新調整即可；我可能沒有用對方法或是哪裡疏忽了，要再來想想是哪裡出了問題。 |
| 身體形象 | 看到又胖起來的自己，覺得自己很醜；肥胖代表個性懶散，帶有缺陷 | 把復胖視為一個提供學習的機會，可避免往後再犯同樣錯誤；身材好壞僅是人生及生活樂趣的一部分；每個人都有不同的美及特質，我要創造出自己獨特的魅力。 |
| 飲食失控 | 缺乏意志力和自我掌控能力，乾脆放棄算了；我怎麼會做出這種事，跟動物一樣不知節制 | 飲食失控代表自己沒有吃對食物，生活也沒有調整到舒服的狀態。愈快將身心調整回平衡狀態，就可以愈快步回正軌。 |

　　減重過程充滿許多誘惑與危險情境，唯有找到適合自己的因應之道與建立正確的自我對話，才能讓減重計畫容易執行且維持下去。建議你配合《代謝型態減重全書練習本》【8-3 生活落實：破解危險情境與建立正確自我對話】，寫下屬於自己的解決之道。

　　減重其實是個偉大旅程，它讓你面對挑戰，也面對自我；讓你理解身體，也探索心理，珍惜每個挫折和阻礙並且加以克服，讓身、心、靈都能獲得極大滿足與成長。

截至目前已有許多人利用本書所介紹的減重方式減去驚人體重，而且還會感覺自己細胞好像活起來一樣，身體的不適症狀竟也不藥而癒。

現在，請相信自己只要照著書中任何一個方法，並持續一段時間後，一定可以達到理想體重；或者，只要照著這八個方法，確實了解各章主題，執行各章方法，每個方法為期一週，將一生受用，讓你感受健康窈窕的快樂！

再次提醒，一個好的減重方法，可以幫助你減去腰圍、消除脂肪，同時還可以調整體質與代謝。唯有把身體代謝調整好，脂肪才不會堆積，你的細胞也才有能力和你一起持續健康減重。

最後，我們衷心地期望每個人都能減重成功，維持成功！ 加油！

# 心理師的小叮嚀

## 面對體重應該有的健康想法

　　減重成功後，很多人會迫不及待地買新衣服，或是品嘗節制許久的美食。但無論成功或失敗，未來都還有路要走，就像每日三餐，我們仍舊得細細思量吃下的食物可能對身體帶來的影響。每天生活，還是得妥善規劃安排如何才能讓自己健康充實。

　　本書雖然以「減重」為題，但最後還是要點明，「使讀者全面獲得身體健康」才是本書真正的目的。任何一個章節的主題，同樣也適合追求健康的你。

　　回想書中提供食物食材的選擇、運動的執行、習慣的培養與心態的建立及維持等，都是想協助讀者成為管理身心健康與享受優質生活的專家。

　　請務必記得，體重只是健康的一環，要適度尊重自己體質特性。比方說，很多人最健康的體重狀態可能是比標準值再稍微高些，或是稍微低些。

　　某些人天生體型就比較圓潤或細瘦，強硬地把體重限定在某個極端難達成或不切實際的標準上，很可能會引發後續諸多問題，如年輕女性族群常見的厭食症、暴食症，都會強烈影響生活品質及平衡。

　　因此，在最後的叮嚀中，還是得提醒讀者，如果你已經達到標準體重區間，就請適可而止，將心力轉而關注在健康上，完美體態就會自

然而然出現在你身上。

許多人擔心如果不再關心自己體重，會不會像吹氣球一樣馬上又胖回來？不會的，因為你已經有了方法，只要注意體重是否回升超過一‧五公斤。

如果超過，代表你已經開始吃錯食物或是偏離健康生活型態，請重新設定為期一週的飲食調整，一定很快就會再瘦回來的。

「成功減重」和「消除脂肪」只是你在追求健康飲食與生活型態過程中所產生的「副作用」。我們真正希望的，是藉由學習正確知識，讓大家可以認識身、心、靈的健康全貌。

你是否也從閱讀本書及調整自我飲食、生活習慣中，感受到自我改變的潛力與成就感呢？所以，請再次重新閱讀本書，相信你一定可以體會書中精髓。只把本書當成減肥書，還真是小看它了呢！

國家圖書館出版品預行編目資料

代謝型態減重全書／袁毓瑩、王淳、劉大敭、張益堯 著.
-- 初版. -- 臺北市：商周出版：家庭傳媒
城邦分公司發行，2011〔民100〕
  192面；17*23公分.
  ISBN 978-986-120-983-8（平裝）
  1. 減重  2. 新陳代謝
411.94                                    100014991

Beautiful Life 26
# 代謝型態減重全書

**書　　　名**／代謝型態減重全書
**作　　　者**／袁毓瑩、王淳、劉大敭、張益堯
**企劃選書**／魏秀容
**責任編輯**／魏秀容

**版 權 部**／黃淑敏、吳亭儀、翁靜如
**行銷業務**／林彥伶、石一志
**總 編 輯**／何宜珍
**總 經 理**／彭之琬
**發 行 人**／何飛鵬
**法律顧問**／台英國際商務法律事務所　羅明通律師
**出　　　版**／商周出版
　　　　　　臺北市中山區民生東路二段141號9樓
　　　　　　電話：(02) 2500-7008　傳真：(02) 2500-7759　E-mail：bwp.service@cite.com.tw
**發　　　行**／英屬蓋曼群島商家庭傳媒股份有限公司城邦分公司
　　　　　　臺北市中山區民生東路二段141號2樓
　　　　　　讀者服務專線：0800-020-299　24小時傳真服務：(02)2517-0999
　　　　　　讀者服務信箱E-mail：cs@cite.com.tw
**劃撥帳號**／19833503　戶名：英屬蓋曼群島商家庭傳媒股份有限公司城邦分公司
**訂購服務**／書虫股份有限公司客服專線：(02)2500-7718；2500-7719
　　　　　　服務時間：週一至週五上午09:30-12:00；下午13:30-17:00
　　　　　　24小時傳真專線：(02)2500-1990；2500-1991
　　　　　　劃撥帳號：19863813　戶名：書虫股份有限公司　E-mail：service@readingclub.com.tw
**香港發行所**／城邦(香港)出版集團有限公司
　　　　　　香港灣仔駱克道193號東超商業中心1樓
　　　　　　電話：(852) 2508 6231傳真：(852) 2578 9337
**馬新發行所**／城邦(馬新)出版集團
　　　　　　Cité(M)Sdn. Bhd. 41, Jalan Radin Anum, Bandar Baru Sri Petaling,
　　　　　　57000 Kuala Lumpur, Malaysia.
　　　　　　電話：(603) 90578822　傳真：(603) 90576622
行政院新聞局北市業字第913號

**美 術 編 輯**／阿作
**印　　　刷**／卡樂彩色製版印刷有限公司
**總 經 銷**／聯合發行股份有限公司　　電話：(02)2917-8022　傳真：(02)2915-6275

■2011年（民100）8月初版
■2018年（民107）9月18日初版13刷
定價280元
**商周部落格**／http://bwp25007008.pixnet.net/blog
ISBN 978-986-120-983-8

Printed in Taiwan

城邦讀書花園
www.cite.com.tw

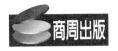

104　台北市民生東路二段141號2樓

英屬蓋曼群島商家庭傳媒股份有限公司城邦分公司　收

- - - - - - - - - - - - - - - - - - - - - - - - - - - - - - - - - - - - - - - -

請沿虛線對摺，謝謝！

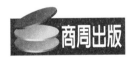

書號: BB7026　　書名: 代謝型態減重全書　　編碼:

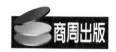 商周出版

# 讀 者 回 函 卡

親愛的讀者，感謝你購買《代謝型態減重全書》！您的意見，是支持我們進步的動力。請費心填寫此回函卡，我們將不定期寄上城邦集團最新的出版訊息！

姓名：＿＿＿＿＿＿＿＿＿＿＿＿＿＿＿　性別：□男　□女

生日：西元＿＿＿＿＿＿＿＿年＿＿＿＿＿月＿＿＿＿＿日

地址：＿＿＿＿＿＿＿＿＿＿＿＿＿＿＿＿＿＿＿＿＿＿＿

聯絡電話：＿＿＿＿＿＿＿＿＿　傳真：＿＿＿＿＿＿＿＿

E-mail：＿＿＿＿＿＿＿＿＿＿＿＿＿＿＿＿＿＿＿＿

學歷：□1.學生 □2.國中 □3.高中 □4.大專 □5.研究所以上

職業：□1.學生 □2.軍公教 □3.服務 □4.金融 □5.製造 □6.資訊

　　　□7.傳播 □8.自由業 □9.農漁牧 □10.家管 □11.退休

　　　□12.其他＿＿＿＿＿＿＿＿＿＿＿＿＿＿＿＿＿＿

您從何種方式得知本書消息？

　　　□1.書店 □2.網路 □3.報紙 □4.雜誌 □5.廣播 □6.電視

　　　□7.親友推薦 □8.其他＿＿＿＿＿＿＿＿＿＿＿＿

您從何處購買本書？

　　　□1.實體書店 □2.網路 □3.傳真訂購 □4.郵局劃撥 □5.其他＿＿＿

您最喜歡的本書章節？

　　　□1.第一章 □2.第二章 □3.第三章 □4.第四章 □5.第五章

　　　□6.第六章 □7.第七章 □8.第八章　原因＿＿＿＿＿＿＿＿

您最不喜歡的本書章節？

　　　□1.第一章 □2.第二章 □3.第三章 □4.第四章 □5.第五章

　　　□6.第六章 □7.第七章 □8.第八章　原因＿＿＿＿＿＿＿＿

本書吸引您購買的原因？

　　　□1.主題 □2.封面設計 □3.親友推薦 □4.其他＿＿＿＿＿＿＿

對我們的建議：＿＿＿＿＿＿＿＿＿＿＿＿＿＿＿＿＿＿＿＿

＿＿＿＿＿＿＿＿＿＿＿＿＿＿＿＿＿＿＿＿＿＿＿＿＿＿

Beautiful Life

Beautiful Life